ARTROSIS
Alimentos y Plantas Medicinales

Isabel M. Rivero

AVISO LEGAL Y CREDITOS

ARTROSIS. Alimentos y Plantas Medicinales.
Copyright ©2018 Isabel M. Rivero
Todos los derechos reservados

Queda estrictamente prohibida la reproducción total o parcial de esta obra, así como su incorporación a sistemas informáticos o su transmisión por cualquier medio (electrónico, mecánico, fotocopia, grabación u otros), sin previa autorización por escrito de la titular del copyright. La vulneración de estos derechos constituye una violación a la propiedad intelectual.

Gracias por respetar este trabajo. Solo si todos colaboramos y evitamos la piratería, será posible continuar publicando nuevos ebooks en el futuro.

Cuarta impresión, ampliada: Septiembre 2024
Diseño de portada: Valeria Veretennikova
Fotografías de: Buntysmum y Ohgmonther via Pixabay

Este libro proporciona información general y no sustituye el asesoramiento médico profesional. Ni el editor ni la autora serán responsables de daños de cualquier tipo derivados del uso de este contenido. El lector asume la responsabilidad total por sus decisiones, acciones y resultados.

Este libro debe utilizarse únicamente como referencia y nunca como un manual médico. Su propósito es ayudarle a tomar decisiones informadas sobre su salud. No pretende sustituir ningún tratamiento que su médico le haya indicado.

A todas las personas que conviven con la artrosis,
Este libro es para ustedes, con el deseo de que encuentren en estas páginas alivio, cuidado y herramientas para mejorar su calidad de vida.

Prólogo: Una Guía para el Bienestar

Queridas lectoras y lectores,

¡Bienvenidos a este viaje hacia una mejor salud! Desde que comencé a compartir mis conocimientos y experiencia, mi mayor motivación ha sido poder contribuir de manera positiva a sus vidas. Por eso, a través de estas páginas, quiero ofrecerles información valiosa y recursos prácticos que realmente puedan ayudarles a sentirse mejor.

En este libro, cada consejo y remedio ha sido cuidadosamente seleccionado por su efectividad comprobada y facilidad de aplicación en el día a día. Encontrarán no solo plantas medicinales, suplementos y alimentos accesibles, sino también información médica detallada sobre este problema de salud, consejos adicionales y respuestas a las preguntas más frecuentes, para que tengan una guía práctica, completa y confiable.

Mi meta es que esta obra sea su compañera valiosa y práctica, un recurso donde hallarán herramientas concretas para acompañarles en su camino hacia una vida más saludable y plena. Saber que este trabajo tiene un impacto positivo me llena de alegría y me motiva a seguir adelante. Aunque escribir requiere esfuerzo, tiempo y constancia, comprobar que mis libros marcan una diferencia real en sus vidas es mi mayor recompensa.

Y porque sus experiencias son mi mayor fuente de inspiración, me encantaría que me escribieran contándome sobre sus avances. Pueden contactarme a través de mi correo electrónico: **isabelmriveror@gmail.com**, donde estaré encantada de leer sus historias y comentarios.

Espero de corazón que esta guía práctica se convierta en su pilar indispensable en el camino hacia una mejor salud y bienestar. Gracias por permitirme ser parte de vuestra vida. Con cariño, Isabel.

INTRODUCCIÓN

En el camino hacia una salud plena, es vital entender que ningún remedio "milagroso" –ya sea un medicamento, planta, suplemento o alimento– puede solucionar una enfermedad de manera aislada. Asimismo, centrarse exclusivamente en ocultar o aliviar los síntomas, sin abordar la "causa" subyacente, suele conducir a recaídas frecuentes. En cambio, tratar la raíz del problema no solo alivia los síntomas de forma gradual, sino que también promueve una recuperación verdadera, sostenible y duradera.

Quizá algunas veces has sentido frustración porque ciertos medicamentos no funcionan como esperabas. Esto ocurre porque la salud, para ser realmente restaurada, requiere un enfoque "integral", orientado desde su origen hacia la causa real del problema. Este enfoque abarca mucho más que tratamientos efectivos: incluye también adoptar mejoras en nuestra alimentación (como base de la nutrición celular), priorizar un sueño reparador, manejar el estrés adecuadamente y mantener un estilo de vida saludable. Estos pilares no solo favorecen la recuperación, sino que también fortalecen tu confianza en el proceso y optimizan la increíble capacidad natural de tu cuerpo para sanar.

Este libro es una puerta de entrada hacia esa filosofía integral de salud. En el primer capítulo, descubrirás información clave para identificar las causas principales relacionadas con esta patología. Profundizaremos en los síntomas característicos, los distintos tipos de la afección, señales de alarma que no deben ignorarse, complicaciones comunes, y los consejos y pruebas médicas que son fundamentales para alcanzar un diagnóstico preciso. A partir de ahí, los capítulos siguientes estarán dedicados a temas como la alimentación, menús recomendados para el día a día y enfoques naturales, incluyendo suplementos y remedios a base de hierbas, para crear un progreso constante hacia tu bienestar.

Aunque tienes la libertad de elegir y adaptar las recomendaciones que sean más útiles para ti, no te pierdas el capítulo titulado "**Plan práctico recomendado**". Este apartado se convertirá en una guía fundamental, que reúne de manera sencilla y accesible todos los elementos esenciales de un enfoque integral. Desde ahí, podrás navegar entre los diferentes capítulos y emplear aquellas estrategias que mejor se ajusten a tus necesidades y preferencias personales.

Es importante subrayar que todas las recomendaciones de este libro están respaldadas por evidencia científica. No se trata de opiniones ni soluciones improvisadas, sino de información verificada que asegura resultados fiables. Al final de la obra, encontrarás referencias detalladas y estudios científicos que fundamentan cada sugerencia. Esto no solo te ayudará a sentirte más segura/o al ponerlas en práctica, sino que también reforzará tu confianza de estar tomando decisiones informadas para cuidar de tu salud.

LA ARTROSIS

La artrosis, también conocida como osteoartritis, es una enfermedad crónica de las articulaciones que afecta a millones de personas en todo el mundo. Aunque puede parecer un desafío considerable, entenderla mejor es el primer paso para manejarla eficazmente. Se caracteriza por el desgaste progresivo del cartílago, la capa protectora que recubre y amortigua las superficies óseas donde los huesos se encuentran. Con el tiempo, este deterioro provoca alteraciones estructurales en el esqueleto y los tejidos circundantes, originando molestias, rigidez y una notable pérdida de movilidad. Si convives con artrosis, seguramente identificas estos síntomas como parte de tu vida cotidiana, y es fácil sentirse limitado por ellos.

La artrosis puede tener múltiples causas: factores hereditarios, el envejecimiento, traumatismos previos, exceso de peso o el uso repetido de las articulaciones. Estas condiciones favorecen el inicio de la degeneración articular, aunque cada caso es único. Además, los avances científicos han permitido identificar dinámicas esenciales en su progresión, lo que ayuda a comprender cómo evoluciona con el paso de los años. Este conocimiento es clave para desarrollar métodos de tratamiento y cuidado adaptados a las necesidades individuales.

Uno de los primeros cambios importantes en esta enfermedad es la degradación del cartílago, ese tejido especializado que sirve como amortiguador entre los huesos, permitiendo movimientos fluidos y sin fricción. Con la progresión de la artrosis, el cartílago pierde gradualmente su capacidad para proteger contra impactos, dejando los huesos expuestos al contacto directo. Esto genera una fricción dolorosa que no solo incrementa la incomodidad, sino que también produce una reacción inflamatoria en cadena, agravando el daño en un ciclo constante.

Además de este deterioro, los huesos circundantes presentan cambios característicos. En sus bordes pueden formarse osteofitos (pequeños crecimientos óseos), mientras que el tejido óseo tiende a endurecerse y engrosarse, un fenómeno conocido como esclerosis ósea. Estas modificaciones pueden derivar en deformidades visibles y restringir el rango de movimiento, haciendo cada vez más difíciles las tareas diarias y afectando la calidad de vida.

En el pasado se pensaba que la artrosis no tenía un componente inflamatorio relevante, pero ahora sabemos que la inflamación crónica desempeña un papel central. Las articulaciones afectadas muestran niveles elevados de citocinas y enzimas que aceleran la destrucción del cartílago y dañan otras estructuras cercanas. Incluso el sistema inmunológico contribuye negativamente mediante la liberación de sustancias inflamatorias por parte de células como los macrófagos y linfocitos, agravando el cuadro clínico.

La artrosis es mucho más que una simple pérdida de cartílago. Esta enfermedad produce transformaciones que afectan a todas las partes de la articulación: el líquido sinovial, vital para facilitar los movimientos, puede alterarse químicamente; la membrana sinovial, los ligamentos y otras estructuras también sufren daños. Todos estos elementos se combinan para incrementar el malestar, la rigidez y la pérdida de movilidad.

Aunque convivir con artrosis puede ser complicado, es esencial recordar que tienes numerosas herramientas para mejorar tu calidad de vida. Enfrentar este problema desde diversos enfoques puede marcar una gran diferencia: los tratamientos médicos y complementarios, las terapias físicas, los ajustes en el estilo de vida y el apoyo emocional son pilares esenciales. Estas medidas no solo alivian el dolor y facilitan una mayor flexibilidad, sino que también ralentizan su avance y te ayudan a recuperar el control sobre tu salud.

En este camino, la información y el apoyo son fundamentales. No estás sola/o; muchas personas enfrentan esta misma situación y han encontrado maneras eficaces de convivir mejor con la artrosis. Este libro está diseñado para ofrecerte conocimiento relevante, recomendaciones prácticas y remedios naturales que complementan tu bienestar, como una alimentación saludable, el uso de suplementos específicos y las propiedades de las plantas medicinales. Tienes el poder de transformar tu día a día, y esta guía puede convertirse en una herramienta esencial para avanzar hacia una vida más plena y activa. ¡Da el primer paso hoy!

Tipos de artrosis

La artrosis, también conocida como osteoartritis, es una enfermedad articular degenerativa que puede afectar a diferentes partes del cuerpo. Dependiendo de su localización, sus causas y su evolución, podemos clasificarla en varios tipos. Comprender estos tipos puede ser clave para que las personas afectadas y sus familias conozcan mejor su cuadro clínico y las posibles opciones de tratamiento. A continuación, se exponen los tipos principales:

- **Artrosis primaria: el desgaste natural de nuestras articulaciones**

La artrosis primaria es el tipo de artrosis más habitual, y, aunque puede parecer desalentador al principio, es importante saber que está íntimamente ligada al proceso natural de envejecimiento. Es decir, forma parte del paso de los años y el uso prolongado de nuestras articulaciones. En esta variante, no hay una causa específica como un golpe, una enfermedad previa o un accidente, sino que simplemente resulta de un desgaste progresivo que ocurre de manera acumulativa. Lo más frecuente es que aparezca a partir de los 50 años, cuando nuestras articulaciones empiezan a reflejar el "camino recorrido" en la vida.

¿Por qué ocurre?

Para entender su origen, imagina el cartílago de tus articulaciones como un "colchón amortiguador" suave, flexible y resistente, cuya función es evitar que los huesos rocen entre sí. Con los años, ese colchón se desgasta, adelgaza, pierde su elasticidad y deja de cumplir su protección original. Este desgaste genera roces entre los huesos, lo que puede causar:

- *Dolor*, especialmente al realizar movimientos habituales.

- *Rigidez*, sobre todo al despertar o después de períodos de descanso.

- *Dificultad para moverse*, afectando tareas cotidianas que antes hacías sin preocupación.

Aunque este proceso es natural, no significa que estés condenada/o a sufrir, ya que existen muchas formas de aliviar los síntomas y mantener una calidad de vida activa.

¿Qué articulaciones suelen verse más afectadas?
Las zonas que más usamos en nuestro día a día son las que tienden a desgastarse con mayor rapidez. Algunos ejemplos comunes incluyen:

- *Manos y dedos*: Es bastante habitual sentir molestias en los nudillos o en la base del pulgar, lo que puede complicar acciones como escribir, abrir recipientes o sostener objetos pequeños. A veces, incluso aparecen pequeñas protuberancias conocidas como nódulos de Heberden y Bouchard.

- *Caderas*: El desgaste en la cadera puede dificultar actividades tan simples como levantarse de una silla, caminar largas distancias o cambiar de posición.

- *Rodillas*: Las rodillas llevan una gran parte de nuestro peso corporal, especialmente cuando caminamos, subimos escaleras o nos inclinamos. Este tipo de artrosis es especialmente frecuente en personas con sobrepeso, ya que la carga adicional acelera el desgaste del cartílago.

- *Columna vertebral*: Puede presentarse en la región cervical (cuello) o lumbar (parte baja de la espalda). Esto no solo genera dolor localizado, sino que también puede irradiarse hacia otras partes del cuerpo, dificultando el movimiento y causando incomodidad constante.

¿Cuáles son los síntomas más comunes?
La artrosis primaria suele comenzar de forma sutil; a veces ni

siquiera te das cuenta de lo que está ocurriendo hasta que los síntomas aumentan. Algunos de los más característicos incluyen:

- *Dolor inicial leve*, que empeora con el movimiento repetitivo o con actividades físicas prolongadas.

- *Rigidez después de la inactividad*, como cuando te levantas por la mañana o después de estar sentado por mucho tiempo.

- *Pérdida de flexibilidad*, que limita movimientos amplios en la articulación afectada.

Es importante escuchar a tu cuerpo y atender estos signos en cuanto aparezcan para actuar lo antes posible.

¿Qué factores pueden aumentar el riesgo?
Aunque todos estamos expuestos a la artrosis primaria con el paso de los años, hay personas que tienen una mayor predisposición a desarrollarla. Por ejemplo:

- *Las mujeres* suelen enfrentarse a más casos de artrosis que los hombres, especialmente después de la menopausia, debido a los cambios hormonales que impactan directamente en la salud del cartílago articular. Este desequilibrio hormonal puede hacer que las articulaciones sean más vulnerables al desgaste.

- *El estilo de vida* también influencia mucho: mantener un peso saludable y fomentar el movimiento regular puede marcar una gran diferencia.

- **Artrosis secundaria: cuando hay algo más detrás**

La artrosis secundaria se distingue de la primaria porque, en este caso, existe una causa clara y específica que desencadena el desgaste de las articulaciones. No se trata solo del paso del tiempo, sino de factores externos, como lesiones, enfermedades o hábitos repetitivos, que alteran directamente su funcionamiento. Cada caso de artrosis secundaria tiene una historia particular detrás, y comprender esas causas es clave para afrontarla de la mejor manera.

¿Por qué ocurre?

En la artrosis secundaria, el deterioro del cartílago articular es consecuencia de un elemento externo que sobrecarga, daña o modifica la articulación. Entre las causas más frecuentes están:

- *Lesiones traumáticas*: Accidentes, fracturas, esguinces o golpes intensos pueden dañar el cartílago o modificar la alineación articular. Por ejemplo, lesiones deportivas no tratadas adecuadamente pueden dejar secuelas que se manifiestan años después.

- *Enfermedades inflamatorias*: Patologías como la artritis reumatoide o la gota generan inflamación crónica, debilitando y desgastando las articulaciones con el tiempo hasta causar artrosis.

- *Infecciones articulares*: Infecciones severas, como la artritis séptica, pueden dejar cicatrices o alterar la estructura interna de la articulación, favoreciendo su degeneración.

- *Problemas biomecánicos*: Alteraciones como las piernas arqueadas (genu varo) o en X (genu valgo) sobrecargan áreas específicas de las articulaciones, acelerando el desgaste en ciertas zonas.

- *Sobrecarga mecánica*: Actividades físicas demandantes, trabajos pesados o movimientos repetitivos, como en deportes de impacto (fútbol, baloncesto) o empleos específicos (albañilería, música), pueden acelerar el desgaste articular, incluso en personas jóvenes.

¿Qué articulaciones son más afectadas?

La localización de la artrosis secundaria depende del factor desencadenante:

- Un deportista con lesión en la rodilla puede desarrollar artrosis en esa articulación específica.

- Enfermedades inflamatorias como la artritis reumatoide

pueden impactar varias articulaciones simultáneamente, como las manos, muñecas o pies.

- Actividades como cargar peso o realizar movimientos repetitivos afectan con frecuencia la espalda baja, caderas, hombros o muñecas.

Aunque este tipo de artrosis tiene una causa identificable, la buena noticia es que detectarla a tiempo permite actuar para frenar su progreso. Cambiar hábitos, buscar tratamientos específicos y cuidar las articulaciones afectadas puede marcar una gran diferencia en la calidad de vida. ¡Nunca es tarde para dar pasos hacia un mayor bienestar!

- **Artrosis localizada: impacto en áreas específicas**

La artrosis localizada afecta exclusivamente una o varias articulaciones concretas, en lugar de presentarse de forma generalizada. Este subtipo puede encuadrarse como una variante de la artrosis primaria o secundaria, pero es importante centrar la atención en cómo se desarrolla en regiones específicas del cuerpo.

- *Rodillas (Gonartrosis)*: La gonartrosis, una de las formas más comunes, afecta a la rodilla, que soporta gran parte del peso corporal. Sus características incluyen: Dificultad para realizar actividades básicas: Como caminar, subir escaleras o incluso ponerse de pie. Frecuencia: Es más frecuente en personas con sobrepeso o en quienes han sufrido lesiones previas.

- *Caderas (Coxartrosis)*: La coxartrosis es una de las artrosis localizadas más habituales, especialmente en personas mayores. Destaca por: Dolor en la región inguinal. Problemas funcionales: Dificultad para girar, levantarse o mantenerse sentado cómodamente durante largos periodos.

- *Manos y dedos*: En las manos, la artrosis es común en los dedos, provocando: Deformidades visibles: Como los nódulos de Heberden (cerca de las uñas) y los nódulos de Bouchard (en las articulaciones más centrales). Rigidez: Disminución de la movilidad, especialmente en movimientos finos.

- *Columna vertebral:* La columna también puede verse afectada en zonas específicas: Zona cervical: Genera rigidez y dolor en el cuello, que puede derivar en cefaleas o mareos, afectando la calidad de vida. Zona lumbar: Produce dolor en la parte baja de la espalda, y, en casos graves, molestias que se extienden hacia las piernas si hay compromiso de los nervios. Cada una de estas manifestaciones tiene implicaciones particulares y puede requerir un enfoque personalizado para su manejo adecuado.

- **Artrosis generalizada: cuando afecta todo el cuerpo**

La artrosis generalizada impacta múltiples articulaciones al mismo tiempo, siendo más común en personas mayores. Esta forma más extendida de la enfermedad puede afectar significativamente la calidad de vida, dificultando actividades cotidianas y limitando la movilidad.

¿Por qué ocurre?
La artrosis generalizada está frecuentemente vinculada a factores genéticos y otras condiciones subyacentes. Entre las razones principales se encuentran:

- *Predisposición genética*: Las personas con familiares que padecen artrosis múltiple tienen mayor riesgo de desarrollarla.

- *Cambios hormonales*: Por ejemplo, las alteraciones hormonales asociadas a la menopausia pueden influir en su desarrollo.

- *Enfermedades metabólicas*: Alteraciones como la obesidad o la diabetes también pueden favorecer su aparición.

¿Qué articulaciones afecta?
La artrosis generalizada suele manifestarse en múltiples áreas, incluidas:

- *Manos*: Nódulos en los dedos y dificultad para realizar actividades manuales.

- *Caderas y rodillas*: Dolor y problemas al caminar o mantener el equilibrio.

- *Columna cervical y lumbar*: Rigidez y molestias en estas regiones que pueden irradiarse a otras partes del cuerpo.

• **Artrosis erosiva: una forma más agresiva**
La artrosis erosiva es una variante más avanzada y agresiva de la artrosis que impacta principalmente las articulaciones de las manos. A diferencia de la artrosis convencional, no solo desgasta el cartílago, sino que también causa un deterioro significativo en los huesos, afectando directamente la superficie ósea de las articulaciones.

¿Cómo se manifiesta?
Entre los principales signos de la artrosis erosiva se encuentran:

- *Dolor intenso*: Las articulaciones afectadas presentan molestias severas, incluso en reposo.

- *Inflamación notable*: Los dedos muestran hinchazón considerable y pueden sentirse calientes al tacto.

- *Deformidades visibles*: Cambios evidentes en la forma de los dedos, dificultando la funcionalidad.

¿A quién afecta más?
- *Predominio en mujeres postmenopáusicas*: Es más común en esta etapa de la vida debido a los cambios hormonales que incrementan la vulnerabilidad articular.

- *Inflamación activa*: Este tipo de artrosis suele presentarse con episodios inflamatorios marcados, agravando los síntomas.

Cada tipo de artrosis tiene características particulares que influyen en el diagnóstico y tratamiento. Comprenderlas ayuda no solo a identificar sus causas y desarrollo, sino también a tomar medidas preventivas y buscar el tratamiento más adecuado para aliviar sus síntomas. Además, esta conciencia podría mejorar la calidad de vida de quienes viven con alguna de estas variantes de artrosis.

Síntomas de artrosis

La artrosis suele manifestarse como un conjunto de molestias en una o varias articulaciones, afectando a cada persona de manera distinta. Reconocer sus síntomas puede marcar la diferencia en el bienestar diario y contribuir a un mejor manejo de la enfermedad. Entre los signos más comunes, se destacan los siguientes:

- **Dolor que varía según el movimiento**: El dolor articular es el síntoma por excelencia, aunque no todas las personas con artrosis lo sufren de la misma forma. Este tipo de dolor suele aliviarse o disminuir durante el reposo, mientras que se intensifica con el movimiento o al realizar actividades físicas. Generalmente, aparece de manera gradual, afectando primero a las articulaciones más golpeadas por el desgaste y agravándose a lo largo del día. Es habitual que las molestias sean más notables al levantarse por la mañana o al reincorporarse tras pasar un largo tiempo sentado. Aunque el dolor nocturno no es tan común en las etapas iniciales, este puede aparecer con mayor frecuencia en fases avanzadas, impactando incluso en la calidad del descanso. Además, algunas personas notan una mayor intensidad del dolor en días fríos o lluviosos, probablemente porque los cambios en la presión atmosférica influyen en las articulaciones dañadas.

- **Entumecimiento tras el reposo**: Otro síntoma típico de la artrosis es la rigidez, una sensación de entumecimiento que suele manifestarse después de permanecer en reposo o inmóvil durante un periodo prolongado. Este efecto de "arranque lento" al ponerse en movimiento puede resolverse en unos minutos o desaparecer por completo en menos de media hora, especialmente en las primeras etapas de la enfermedad. Sin embargo, con el progreso de la artrosis, la rigidez puede convertirse en una limitación más constante, lo que dificulta tareas cotidianas simples.

- **Sonidos articulares reveladores**: En las etapas más

avanzadas, no es raro que las personas sientan crujidos o chasquidos al mover las articulaciones afectadas. Estos sonidos son signo del desgaste progresivo del cartílago articular, lo que hace que los huesos rocen entre sí durante el movimiento. Aunque no necesariamente causan dolor, suelen ser una señal clara de deterioro.

- **Hinchazón causada por derrames**: También es común la acumulación intermitente de líquido sinovial, conocido como derrame articular, que puede generar inflamación y sensación de presión en la articulación. Este fenómeno puede ir acompañado de hinchazón visible en la zona afectada, haciendo que las articulaciones se sientan más sensibles o incómodas.

- **Pérdida de fuerza y deformidades**: Si la artrosis no se trata adecuadamente, su progresión puede dar lugar a complicaciones mayores, como la atrofia muscular en las áreas cercanas a la articulación afectada, debido a la falta de uso o la limitación del movimiento. En casos más avanzados, estas articulaciones pueden experimentar inflamación crónica y deformidad visible, dificultando aún más su funcionalidad.

- **Restricciones en la movilidad diaria**: Conforme avanza la enfermedad, las limitaciones en la movilidad se vuelven más evidentes. Algunos movimientos que antes eran triviales, como abrir un frasco o subir escaleras, pueden empezar a requerir un esfuerzo significativo. Esta pérdida de funcionalidad no solo afecta las tareas diarias, sino también la independencia y la calidad de vida.

- **Crecimientos óseos y deformidades**: Por otro lado, con el tiempo es posible observar la aparición de osteofitos, pequeños crecimientos óseos que pueden surgir alrededor de las articulaciones dañadas. Estos pueden ser responsables de una presión adicional en los tejidos circundantes y contribuir a que se formen deformidades visibles. Un ejemplo común es la formación de nódulos en los dedos de las manos, que son característicos en algunos tipos de artrosis, como la que afecta a las articulaciones de los dedos.

Reconocer estos síntomas es fundamental para buscar un diagnóstico adecuado y comenzar un tratamiento que permita ralentizar el avance de la artrosis y mejorar la calidad de vida.

Causas de la artrosis

La artrosis es una enfermedad compleja y multifactorial, cuyo origen exacto aún no se comprende del todo. Sin embargo, se sabe que diversos factores pueden jugar un papel en su desarrollo o en la aceleración de su progresión una vez que aparece. Comprender estas causas es clave tanto para prevenir la enfermedad como para aprender a convivir de mejor manera con esta condición cuando ya forma parte de la vida diaria. Por ello, se pueden identificar y clasificar los principales factores en dos grandes categorías:

Causas no modificables

Edad: Con el paso de los años, nuestras articulaciones enfrentan un proceso natural de desgaste que las vuelve más vulnerables a la artrosis. Este riesgo empieza a incrementarse notablemente a partir de los 45 años, cuando los tejidos pierden parte de su habilidad para regenerarse y el cartílago articular comienza a deteriorarse. A pesar de esto, adoptar un estilo de vida saludable, que incluya ejercicio moderado y una buena alimentación, puede contribuir significativamente a mantener las articulaciones ágiles y funcionales durante más tiempo.

Sexo: Las mujeres mayores de 55 años tienen una mayor predisposición a desarrollar artrosis, especialmente en áreas como las manos y las rodillas. Este aumento en el riesgo podría estar relacionado con los cambios hormonales propios de la menopausia y premenopausia, además de una posible disminución en la densidad ósea. También es importante considerar que las diferencias anatómicas entre hombres y mujeres podrían jugar un rol en esta mayor incidencia. Sin embargo, enfocarse en mantener hábitos saludables puede ayudar a proteger las articulaciones y reducir este riesgo.

Factores hereditarios o genéticos: La artrosis puede tener una importante carga hereditaria. En algunas familias, esta condición es más frecuente, particularmente en las manos. Los estudios estiman que hasta el 50% de los casos en ciertas articulaciones pueden estar vinculados a predisposiciones genéticas. Si tienes antecedentes familiares de artrosis, llevar un estilo de vida cuidadoso con tus articulaciones, como realizar ejercicios de bajo impacto y tener una dieta equilibrada, puede convertirse en un factor clave para disminuir tu vulnerabilidad.

Defectos congénitos de las articulaciones: Algunas personas nacen con irregularidades en la forma o funcionamiento de sus articulaciones, lo que puede aumentar la probabilidad de desarrollar artrosis a lo largo de su vida. Por ejemplo, condiciones como deformidades estructurales en la cadera pueden conducir a artrosis en esta zona. Si este es tu caso, un diagnóstico temprano y un seguimiento periódico con el médico pueden marcar una gran diferencia, ayudando a prevenir complicaciones futuras.

Ciertas enfermedades: Existen diversas condiciones endocrinas y metabólicas que afectan indirectamente la salud de las articulaciones, aumentando el riesgo de artrosis. Entre estas se encuentran la diabetes mellitus, el hipotiroidismo, el hiperparatiroidismo, la acromegalia (caracterizada por aumento de volumen en extremidades) y la hemocromatosis (acumulación de hierro en los tejidos). La detección temprana de estas patologías, junto con un manejo adecuado, puede reducir sus efectos nocivos sobre las articulaciones, permitiendo cuidar su funcionalidad a largo plazo.

Displasias y dismetrías: Cuando el desarrollo óseo presenta irregularidades, como displasias en la cadera o diferencias de longitud entre las extremidades (dismetrías), las articulaciones se ven sometidas a cargas desiguales. Esto genera un mayor desgaste del cartílago, acelerando la aparición de artrosis. Sin embargo, las intervenciones a tiempo, como el uso de dispositivos ortopédicos o correcciones específicas, pueden minimizar el impacto y prolongar la salud articular.

Raza: Algunos estudios revelan que las mujeres afroamericanas presentan una incidencia más alta de artrosis en las rodillas. Aunque esta predisposición puede deberse a una combinación de factores anatómicos, genéticos y ambientales, cuidar las articulaciones y mantener un enfoque preventivo sigue siendo crucial para cualquier grupo racial.

Comprender estos factores es un paso importante para aprender a vivir con la artrosis o minimizar sus efectos. Aunque ciertos aspectos no son modificables, adquirir hábitos saludables, seguir las recomendaciones médicas y estar atenta/o a los cambios en tus articulaciones son estrategias poderosas para cuidar de ti. Recuerda que invertir en la salud articular también es invertir en tu calidad de vida.

Causas modificables

A diferencia de los factores no modificables, las causas modificables de la artrosis representan una oportunidad única para tomar el control de nuestra salud articular. Con ajustes en el estilo de vida, es posible no solo prevenir la aparición de esta condición, sino también ralentizar su progresión, reduciendo su impacto a largo plazo. Reconocer e intervenir en estos factores es clave para proteger nuestras articulaciones, mejorar nuestra calidad de vida y promover un envejecimiento activo y saludable.

Actividad física excesiva o inadecuada: Aunque el ejercicio es esencial para mantener las articulaciones saludables, practicar actividades físicas de manera intensa o realizar movimientos incorrectos puede generar un desgaste prematuro del cartílago. Esto es común en deportes de alto impacto como el fútbol, el atletismo o el levantamiento de pesas sin supervisión adecuada. La clave es encontrar un equilibrio: optar por ejercicios de bajo impacto, como la natación, el pilates o el hacha yoga, y garantizar una técnica apropiada evita el estrés excesivo en las articulaciones.

Sedentarismo: Por otro lado, la falta de actividad física es igualmente perjudicial. Un estilo de vida sedentario debilita los músculos que rodean y protegen las articulaciones, lo que incrementa la carga directa sobre ellas. Incorporar movimientos regulares, caminatas diarias y ejercicios suaves fortalece estas zonas de soporte, promoviendo una mejor salud articular a largo plazo.

Mala alimentación: La alimentación juega un papel fundamental en la salud de las articulaciones. Una dieta rica en azúcares, grasas saturadas, grasas trans y alimentos ultraprocesados suele fomentar la inflamación y acelerar el deterioro del cartílago. Por otro lado, una alimentación equilibrada que incluya nutrientes esenciales como vitaminas C y D, minerales como calcio y magnesio, antioxidantes y ácidos grasos omega-3 contribuye a proteger tanto el cartílago como los huesos. Incorporar a tu dieta alimentos como frutas, verduras, pescados grasos, frutos secos, legumbres y cereales integrales no solo reduce la inflamación, sino que también fortalece los tejidos conectivos, promoviendo articulaciones más fuertes y saludables. Descubriremos más información útil en el capítulo "Alimentos que transforman".

Tabaquismo: El tabaquismo no solo perjudica la salud pulmonar, sino que también tiene efectos adversos en las articulaciones. Fumar compromete el flujo sanguíneo hacia los tejidos articulares, dificultando su nutrición, oxigenación y capacidad de regeneración. Además, el tabaco promueve procesos inflamatorios en el cuerpo, lo que puede acelerar el desgaste del cartílago y aumentar el riesgo de desarrollar artrosis. Abandonar este hábito no solo trae enormes beneficios para la salud general, sino que también ayuda a preservar la funcionalidad y fortaleza de las articulaciones.

Consumo excesivo de alcohol: El consumo excesivo de alcohol también tiene un impacto negativo en la salud articular y ósea. Este hábito puede interferir con la absorción de nutrientes esenciales, como el calcio, la vitamina D y otros compuestos clave para mantener la estructura y resistencia de los huesos y el cartílago. Con el tiempo, esta carencia de nutrientes puede debilitar las articulaciones, haciéndolas más vulnerables a lesiones y al desarrollo de artrosis. Reducir el consumo de alcohol, o eliminarlo por completo, no solo mejora la salud ósea y articular, sino que contribuye de manera significativa al bienestar general.

Estrés repetitivo en las articulaciones: El estrés repetitivo causado por movimientos constantes en el trabajo, actividades deportivas o tareas diarias suele sobrecargar ciertas articulaciones, generando microlesiones en los tejidos y acelerando el deterioro del cartílago. Profesiones como la agricultura, la construcción o cualquier actividad que requiera esfuerzos físicos repetitivos son especialmente propensas a este tipo de daño. Para minimizar sus efectos, es esencial alternar las tareas que impliquen el mismo tipo de movimiento, utilizar equipos ergonómicos que reduzcan la carga en las articulaciones y realizar pausas regulares que permitan la recuperación. Además, fortalecer los músculos que rodean las articulaciones afectadas mejora su capacidad de soportar la tensión, protegiéndolas a largo plazo y reduciendo el riesgo de lesiones.

Posturas incorrectas: Mantener una mala postura durante largos períodos de tiempo, ya sea de pie o sentado, aumenta la tensión en las articulaciones, especialmente en la columna, las caderas y las rodillas. Corregir la postura y usar asientos o soportes ergonómicos puede prevenir un desgaste acelerado en estas zonas, reduciendo también el riesgo de artrosis.

Falta de hidratación: El cartílago articular necesita suficiente agua para mantener su elasticidad y amortiguar el impacto entre los huesos. La deshidratación crónica puede afectar su estructura, haciéndolo más propenso al desgaste. Asegurarse de beber suficiente agua diariamente es una medida sencilla pero poderosa para preservar la salud articular.

Calzado inadecuado: El uso de calzado que no brinda buen soporte, como zapatos con suelas muy planas, tacones altos o rígidos, puede alterar la postura y la distribución del peso en las articulaciones. Esto afecta principalmente las rodillas, caderas y columna vertebral. Usar un calzado adecuado, de buena calidad y con soporte para el arco del pie, puede prevenir daños articulares relacionados con una biomecánica deficiente.

Falta de fortalecimiento muscular: Los músculos desempeñan un papel crucial al sostener y proteger las articulaciones. Si estas no tienen suficiente soporte muscular, la carga recae directamente sobre el cartílago, acelerando su desgaste.

Incorporar ejercicios de fortalecimiento muscular, especialmente para los músculos que rodean rodillas, caderas y espalda, suele reducir significativamente este riesgo.

Es fundamental recordar que, aunque estos factores no determinan de forma absoluta el desarrollo de la artrosis, sí pueden aumentar significativamente el riesgo. Sin embargo, la gran noticia es que muchos de ellos están bajo nuestro control. Adoptar una alimentación equilibrada, mantener un peso saludable, prevenir lesiones y cuidar nuestro cuerpo en las actividades cotidianas son pasos clave para proteger nuestras articulaciones. Con pequeños cambios en el estilo de vida, podemos no solo aliviar los síntomas, sino también prevenirlos, disfrutando de una vida más activa y satisfactoria. ¡El primer paso hacia el bienestar depende de nosotros!

Posibles complicaciones a largo plazo

Esta sección tiene como objetivo ofrecer orientación y aclarar posibles riesgos de forma clara, poniendo el foco en la prevención. Así, podrás adoptar medidas proactivas que protejan tu bienestar y eviten complicaciones.

La artrosis, una enfermedad crónica degenerativa, suele avanzar lentamente. Sin un manejo adecuado, existen posibilidades de que, con el tiempo, se desarrollen diversas complicaciones. A continuación, se detallan las más relevantes:

- **Formación de quistes óseos debajo del cartílago**, lo que puede afectar la mecánica de la articulación.

- **Microfracturas en el hueso**, que debilitan la estructura ósea y aumentan el riesgo de fisuras.

- **Zonas edematosas**, que pueden causar inflamación y dolor persistente.

- **Condrolisis**, un proceso que implica la degradación progresiva del cartílago articular, dificultando el movimiento.

- **Artritis destructiva atrófica**, una variante severa que provoca un desgaste significativo de la articulación.

- **Osteonecrosis,** es decir, la muerte del tejido óseo, lo que produce debilitamiento y deformidades.

- **Fracturas por fatiga,** que ocurren cuando el hueso se debilita por el sobreuso o la presión continua.

- **Infecciones articulares,** aunque poco frecuentes, que pueden surgir tras procedimientos médicos o lesiones.

- **Compresión o atrapamiento nervioso,** especialmente cuando ocurre en articulaciones próximas a nervios importantes, generando molestias adicionales.

- **Hemartrosis,** el sangrado dentro de la articulación, que conlleva inflamación y limita la movilidad.

- **Aumento del riesgo vascular,** particularmente en casos de artrosis en rodillas y caderas, lo que se asocia con problemas circulatorios en las extremidades.

Aunque estas complicaciones pueden sonar preocupantes, es importante saber que muchas de ellas pueden prevenirse o minimizarse con un manejo adecuado desde las etapas iniciales. Adoptar un enfoque preventivo no solo ayuda a ralentizar el avance de la enfermedad, sino que también puede mejorar tu calidad de vida a largo plazo.

En este libro, encontrarás consejos prácticos y recursos útiles, diseñados para que cuides tus articulaciones de manera efectiva. Desde recomendaciones sobre actividad física hasta pautas de nutrición, se brindan herramientas para mantener tus articulaciones saludables, reducir el dolor y proteger tu movilidad. Recuerda, el conocimiento es poder, y cada pequeño esfuerzo cuenta.

Disminución de los síntomas y prevención

Vivir con artrosis puede ser un desafío, pero adoptar ciertos hábitos y cuidados diarios puede marcar una gran diferencia.

Aunque prevenir la aparición de esta condición no siempre es sencillo, identificarla a tiempo abre la puerta a opciones que ayudan no solo a manejar los síntomas, sino también a detener su avance y mejorar la calidad de vida. Incluso pequeños cambios pueden aliviar el dolor, mejorar la movilidad y proteger tus articulaciones a largo plazo.

A continuación, se ofrece una serie de consejos prácticos y efectivos, diseñados para ayudarte a prevenir el desarrollo de la artrosis o a minimizar su impacto si ya forma parte de tu día a día. Recuerda: cada paso hacia el autocuidado contribuye a un bienestar mayor.

Prevención general de la artrosis

Prevenir la artrosis comienza con el establecimiento de buenos hábitos cotidianos que cuiden las articulaciones. Estos son algunos puntos fundamentales para reducir el riesgo de su aparición o evitar su agravamiento:

- **Mantén un peso saludable:**

El exceso de peso es uno de los principales factores de riesgo para la artrosis, especialmente en articulaciones que soportan carga, como las rodillas, las caderas y la columna. Cada kilo adicional aumenta la presión sobre estas áreas, acelerando el desgaste del cartílago.

Recomendación: Controlar el peso a través de una alimentación equilibrada y ejercicios regulares ayuda a reducir el estrés en las articulaciones, previniendo daños a largo plazo.

- **Realiza ejercicio regularmente:**

El movimiento es una de las mejores formas de cuidar las articulaciones. Mantenerse activo favorece la producción de líquido sinovial, que actúa como lubricante en las articulaciones, mejorando su funcionalidad y reduciendo el riesgo de rigidez.

Tipos de ejercicio recomendados: Actividades de bajo impacto como caminar, nadar, practicar yoga o hacer bicicleta son ideales para fortalecer los músculos y mejorar la estabilidad sin dañar las articulaciones. Importante: Realizar ejercicios con técnica adecuada evita lesiones y sobrecarga.

- **Cuida tu postura y la ergonomía:**

La postura y los movimientos diarios tienen un impacto directo en las articulaciones. Adoptar malas posturas forma parte de la causa de desgaste mecánico de las articulaciones con el tiempo.

Recomendaciones:
- Mantener una postura adecuada al estar sentado, de pie o al caminar ayuda a distribuir el peso corporal de manera uniforme.

- Utilizar mobiliario y herramientas ergonómicas, como sillas con buen soporte lumbar o calzado adecuado para evitar desequilibrios articulares.

- **Evita lesiones articulares:**

Las lesiones, incluso aquellas aparentemente menores, pueden causar daños prolongados en las articulaciones y aumentar el riesgo de desarrollar artrosis con el tiempo. Muchas lesiones ocurren durante actividades deportivas o por movimientos repetitivos en el trabajo.

Medidas preventivas:
- Utilizar las protecciones adecuadas al hacer deporte o en actividades físicas exigentes.

- Evitar movimientos bruscos o levantar objetos pesados de forma incorrecta.

- Aprender técnicas de estiramiento antes y después del ejercicio.

- **Alimenta tus articulaciones (dieta saludable):**

La dieta juega un papel clave para mantener las articulaciones en buen estado. Algunos alimentos pueden reducir la inflamación y fortalecer los tejidos que forman las articulaciones.

Alimentos recomendados:

- *Omega-3* (presente en pescados como el salmón, nueces y semillas de chía) para combatir la inflamación.

- *Vitaminas C y D* para proteger el cartílago y mejorar la absorción de calcio.

- *Antioxidantes* de frutas y verduras para combatir el daño celular en las articulaciones.

- *Evitar*: Dietas excesivamente ricas en azúcares y grasas saturadas, que pueden favorecer los procesos inflamatorios.

Adoptar estos hábitos no solo beneficia la salud articular, sino también el bienestar general, ayudando a mantener la movilidad y la calidad de vida con el paso del tiempo.

Disminución de los síntomas si ya hay artrosis

Cuando la artrosis ya está presente, es posible reducir los síntomas y mejorar la calidad de vida mediante una combinación de hábitos, terapias y cuidados específicos. Aquí se presentan algunas medidas útiles para aliviar el dolor, proteger las articulaciones y mantener la funcionalidad.

- **Aplica terapias de calor y frío**

Utilizar calor o frío puede ser una forma eficaz de manejar el dolor y la inflamación.

- *El calor* (como compresas calientes o baños tibios) ayuda a relajar los músculos, incrementa el flujo sanguíneo y alivia la rigidez articular, ideal antes de actividades físicas.

- *El frío* (como bolsas de hielo envueltas en un paño) reduce la inflamación y calma el dolor después de movimientos intensos o brotes.

- **Haz ejercicios específicos para la movilidad**

El movimiento controlado y suave es clave para preservar la flexibilidad articular.

- Estiramientos dirigidos ayudan a mantener la amplitud de

movimiento y a evitar la rigidez.

- Actividades como el yoga o la natación son especialmente útiles, ya que trabajan las articulaciones sin exponerlas a impactos excesivos. Realizar ejercicios bajo supervisión profesional asegurará la técnica adecuada y evitará lesiones.

- **Fortalece los músculos que rodean las articulaciones**
Unos músculos fuertes ayudan a sostener y estabilizar las articulaciones afectadas, reduciendo la presión y el dolor.

- Ejercicios de fortalecimiento, como el entrenamiento con pesas ligeras o resistencia elástica, son recomendables.

- La clave está en trabajar de forma progresiva, adaptándose a las capacidades individuales y evitando sobrecargar.

- **Utiliza ayudas y soportes articulares**
Cuando una articulación está dañada, dispositivos de apoyo pueden marcar la diferencia.

- El uso de férulas, bastones o rodilleras puede disminuir el estrés sobre las áreas afectadas y mejorar la funcionalidad en el día a día.

- Consultar con un especialista permitirá elegir las ayudas más adecuadas según la zona y el grado de artrosis.

- **Descansa adecuadamente y escucha a tu cuerpo**
El descanso es tan importante como el movimiento en la gestión de la artrosis.

- Es fundamental alternar actividad con períodos de reposo, evitando sobreesfuerzos que puedan agravar el dolor.

- Además, priorizar un sueño reparador favorece la recuperación del cuerpo y ayuda a reducir la sensación de fatiga y dolor constante.

- Escuchar las señales del cuerpo es esencial: respetar los límites personales permite evitar daños innecesarios.

Adoptar estas medidas puede no solo aliviar los síntomas, sino también mejorar la calidad de vida y potenciar la autonomía en las actividades cotidianas.

Cuidados adicionales

Además de las medidas principales, algunos cuidados adicionales pueden marcar la diferencia en el manejo de la artrosis y en la prevención de complicaciones. Estas recomendaciones ayudan no solo a aliviar el dolor, sino también a proteger las articulaciones de un mayor desgaste.

- **Consulta a un especialista ante dolor persistente**

El dolor prolongado o recurrente no debe ignorarse, ya que puede ser un signo de agravamiento de la artrosis u otros problemas articulares.

Importante: Acudir a un reumatólogo u ortopedista permite obtener un diagnóstico preciso y una estrategia de tratamiento.

- **Evita movimientos repetitivos o de alto impacto**

Las actividades que generan estrés constante sobre una articulación pueden acelerar el daño del cartílago.

Sustituir ejercicios de alto impacto (como correr) por opciones de bajo impacto (como nadar o montar en bicicleta) es más seguro para las articulaciones.

Es importante reducir la repetición continua de movimientos laborales o domésticos, permitiendo pausas frecuentes y el uso de técnicas ergonómicas.

- **Considera tratamientos complementarios**

La fisioterapia, además de los tratamientos médicos convencionales, puede ser de gran ayuda para fortalecer el cuerpo y aliviar la presión sobre las articulaciones. Asimismo, algunas terapias alternativas pueden ofrecer beneficios adicionales. Opciones útiles:

- Fisioterapia supervisada, enfocada en mejorar la movilidad, el equilibrio y reducir la rigidez articular.

- Acupuntura o masajes, los cuales pueden aliviar el dolor y la tensión muscular asociados a la artrosis.

- Terapias ocupacionales, que enseñan estrategias prácticas para facilitar las tareas diarias y proteger las articulaciones.

- Terapia de andulación, que combina vibraciones mecánicas y calor infrarrojo para reducir el dolor, mejorar la circulación y favorecer la relajación muscular.

- **Evita la automedicación innecesaria**
El uso indiscriminado de analgésicos o antiinflamatorios, si no es prescrito por un profesional, puede tener efectos secundarios peligrosos, como problemas gástricos o renales.

Recomendación: Seguir siempre las indicaciones del médico y buscar alternativas no farmacológicas para complementar el alivio de los síntomas.

Adoptar estos cuidados adicionales permite no solo mejorar el bienestar en el día a día, sino también prevenir complicaciones a largo plazo.

Consejos clave para cuidarte

Manejar la artrosis requiere atención, cuidado y un enfoque responsable. Aquí se presentan recomendaciones esenciales que te ayudarán a cuidarte y mejorar tu calidad de vida.

- **Evita la automedicación**: Tomar medicamentos por tu cuenta puede ser un riesgo significativo. Es fundamental no automedicarse, ya que esto podría ser peligroso y generar más complicaciones. Siempre consulta con un médico, farmacéutico o especialista en salud antes de iniciar cualquier tratamiento farmacológico. Estos profesionales están capacitados para evaluar tu caso particular, identificar riesgos como interacciones o efectos secundarios, y recetar el enfoque terapéutico más adecuado para ti. Recuerda que tu bienestar está en las mejores manos cuando te pones en contacto con un especialista.

- **Presta atención a los síntomas**: Si experimentas rigidez, inflamación o enrojecimiento en tus articulaciones, no ignores estas señales. Aunque son características comunes de la artrosis, podrían ser el indicio de otra afección, como la artritis, que puede necesitar estrategias de tratamiento diferentes. Un médico analizará cuidadosamente tus síntomas y, de ser necesario, recurrirá a pruebas específicas como análisis de sangre, radiografías o resonancias magnéticas para determinar la causa de tus molestias. Esto permitirá diseñar un plan de acción que te guíe hacia tu mejora y bienestar.

- **Cuida tus articulaciones tras la actividad física**: Si notas hinchazón o molestias en tus articulaciones después de realizar actividades físicas o deportivas, es importante no subestimarlas. Pueden ser señales de inflamación en la membrana sinovial o daños en el cartílago, que necesitan ser tratados a tiempo. Consultar a un especialista permitirá que se evalúe la situación y se proponga una solución adecuada, ya sea a través de fisioterapia, fármacos antiinflamatorios o, en casos específicos, procedimientos quirúrgicos. Un tratamiento bien dirigido puede garantizar que sigas practicando tus actividades con confianza y seguridad.

- **Plan de acción personalizado**: Recuerda que, aunque la artrosis es una condición común, cada persona es diferente. Tus síntomas, evolución y necesidades pueden variar significativamente en comparación con los de otra persona. Por eso es crucial buscar orientación profesional y prestar atención a las señales de tu cuerpo. La combinación de un diagnóstico preciso, tratamiento y acciones preventivas marcará una diferencia sustancial, ayudándote a conservar tu movilidad y a disfrutar de una vida activa y placentera.

Con estos pasos, estarás promoviendo no solo la salud de tus articulaciones, sino también tu bienestar general a largo plazo. ¡Tu mejor cuidado empieza con decisiones informadas!

Pruebas médicas diagnósticas

Si acudes a tu médico por molestias en las articulaciones, lo primero será una consulta detallada donde te hará preguntas clave sobre tu historial clínico y los síntomas que presentas. Este paso inicial es fundamental para comprender tanto la evolución como el impacto de tus molestias en tu día a día. A continuación, realizará un examen físico minucioso, observando aspectos como el dolor al mover la articulación, inflamación, acumulación de líquido o posibles deformidades que puedan dar pistas importantes sobre una posible condición subyacente.

Para obtener un diagnóstico claro, es posible que tu médico te recomiende realizar algunas pruebas específicas. A continuación, se presentan las pruebas más comunes:

• **Radiografía simple**: Esta prueba utiliza rayos X para obtener imágenes de las articulaciones. Las radiografías pueden revelar cambios estructurales, como el estrechamiento del espacio articular o la formación de osteofitos, que son señales características de la artrosis.

• **Ecografía**: El uso de ondas sonoras permite obtener imágenes detalladas de las estructuras internas de las articulaciones. La ecografía puede ser útil para evaluar la presencia de inflamación, derrame articular o lesiones en los tejidos blandos.

• **Tomografía axial computarizada (TAC)**: Esta técnica combina radiografías de múltiples ángulos para crear imágenes transversales detalladas de las articulaciones. El TAC puede proporcionar información adicional sobre la estructura ósea y las articulaciones afectadas.

• **Resonancia magnética (RM)**: Utilizando imanes y ondas de radio, la resonancia magnética crea imágenes detalladas de las articulaciones y los tejidos circundantes. Esta prueba puede revelar lesiones en los tejidos blandos, como los tendones y los ligamentos, así como proporcionar información sobre la inflamación y el daño articular.

• **Examen del líquido sinovial**: En algunos casos, tu médico puede usar una aguja para extraer una muestra de líquido sinovial de la articulación afectada. Esta muestra se enviará a un laboratorio para su análisis, lo que puede ayudar a identificar la causa subyacente de tus síntomas y descartar otras enfermedades reumáticas.

Además de las pruebas de diagnóstico por imagen, tu médico podría recomendar una analítica de sangre para descartar otras enfermedades reumáticas cuyos síntomas puedan ser similares a los de la artrosis. Entre los análisis más comunes se encuentran la detección de marcadores inflamatorios, como la proteína C reactiva (PCR) y la velocidad de sedimentación globular (VSG), así como pruebas para identificar anticuerpos específicos en caso de sospecha de una enfermedad autoinmune.

Signos de alarma

Si presentas dolor en más de una articulación, es crucial estar atento a los síntomas que requieren una consulta médica inmediata. Entre estos se encuentran:

• **Inflamación, enrojecimiento y calor en las articulaciones**: Estos signos pueden indicar la presencia de una inflamación significativa en las articulaciones, lo cual puede ser un indicador de una afección subyacente más grave.

• **Bloqueo de la articulación**: Si notas que una articulación se bloquea o se traba, impidiendo su movimiento normal, esto puede ser un signo de un problema en los tejidos articulares o en los huesos, y debe ser evaluado por un médico.

• **Deformidad severa articular**: Si observas que alguna de tus articulaciones presenta una deformidad evidente, como una desviación o una prominencia anormal, esto puede ser un indicio de una enfermedad crónica o degenerativa, y es importante buscar atención médica.

• **Afectación del estado general**: Si experimentas una disminución significativa en tu estado general de salud, como fatiga persistente, pérdida de peso inexplicada o debilidad generalizada, esto puede ser un signo de una enfermedad sistémica que afecta a múltiples articulaciones.

- **Dolor en reposo y nocturno**: Si el dolor en las articulaciones persiste incluso en reposo o interfiere con tu capacidad para dormir, esto puede ser un indicio de una afección inflamatoria o degenerativa que requiere atención médica.

- **Dolor en el tórax, dificultad para respirar o tos de inicio reciente o grave**: Estos síntomas pueden ser indicativos de una afección sistémica que afecta a las articulaciones, como la artritis reumatoide, o pueden ser señales de una afección cardíaca o pulmonar subyacente.

- **Erupción en la piel de comienzo reciente, manchas o puntitos violáceos**: Estos cambios en la piel pueden ser un signo de enfermedades autoinmunes o vasculitis, las cuales pueden afectar a las articulaciones y otros órganos del cuerpo.

- **Dolor abdominal**: Si experimentas dolor abdominal persistente junto con dolor en las articulaciones, esto puede ser un indicio de una enfermedad sistémica que requiere evaluación médica.

- **Úlceras en la boca, en la nariz o en los genitales**: La presencia de úlceras en estas áreas puede ser un síntoma de enfermedades autoinmunes, como el lupus eritematoso sistémico, y debe ser evaluada por un médico.

- **Enrojecimiento o dolor en los ojos**: Si experimentas enrojecimiento o dolor en los ojos, especialmente si está acompañado de visión borrosa o sensibilidad a la luz, esto puede ser un signo de una enfermedad inflamatoria que afecta a las articulaciones y los ojos.

- **Fiebre, sudoración o escalofríos**: Estos síntomas pueden ser indicativos de una infección o de una enfermedad inflamatoria sistémica que afecta a las articulaciones y otros órganos del cuerpo. Es importante buscar atención médica en caso de presentar estos síntomas.

Recuerda que la evaluación médica adecuada es esencial para el diagnóstico y tratamiento preciso de cualquier afección que afecte a tus articulaciones. Si experimentas alguno de estos síntomas, no dudes en acudir a tu médico para recibir una evaluación completa y un tratamiento adecuado.

PREGUNTAS Y RESPUESTAS

Sumergirse en el complejo universo de la salud puede ser una experiencia desafiante, especialmente al recibir un diagnóstico que afecta tanto el cuerpo como las emociones. En esos momentos surgen muchas preguntas: ¿Cuáles son las implicaciones? ¿Qué opciones están disponibles? ¿Cómo cambiará mi día a día? Estas y otras inquietudes son frecuentes ante situaciones así. Aquí encontrarás respuestas prácticas y directas que te ayudarán a tomar decisiones informadas con mayor confianza.

Este capítulo nace del deseo de ofrecer acompañamiento y herramientas claras para que afrontes este camino con seguridad. En una era donde la información abunda, pero no siempre es confiable, resulta crucial distinguir entre datos útiles y aquellos que podrían generar confusión. Por eso, he reunido respuestas respaldadas por evidencia para orientarte en medio de la incertidumbre.

El formato de preguntas y respuestas ha sido diseñado pensando en la practicidad, abordando las dudas más recurrentes, tanto de las personas afectadas como de sus familias. Las explicaciones son sencillas, concisas y enfocadas en facilitar decisiones que prioricen tu bienestar.

Aunque la información aquí presentada busca ser útil, no reemplaza el asesoramiento personalizado. En todo momento, es fundamental comunicarte con tu médico para resolver cuestiones específicas que puedan surgir.

A través de estas páginas, espero transmitirte tranquilidad, confianza y un apoyo sólido para enfrentar los desafíos con mayor fortaleza. Mi meta es que este recurso te inspire y te brinde herramientas para enfrentarte con seguridad a esta afección.

111 Preguntas y Respuestas

1. ¿Qué es la artrosis?

La artrosis es una enfermedad degenerativa de las articulaciones que se caracteriza por el desgaste del cartílago articular, el cual es el tejido que recubre los extremos de los huesos en una articulación. Este desgaste provoca dolor, rigidez y limitación del movimiento.

2. ¿Cuáles son las causas de la artrosis?

Las causas exactas de la artrosis no se conocen completamente, pero se asocian con el envejecimiento, el desgaste natural de las articulaciones, factores genéticos, lesiones articulares previas, sobrepeso y actividades repetitivas que ejercen presión sobre las articulaciones.

3. ¿Qué síntomas presenta?

Los síntomas más comunes de la artrosis incluyen dolor en las articulaciones afectadas, rigidez (especialmente por la mañana o después de periodos de inactividad), hinchazón, pérdida de flexibilidad y, en algunos casos, la formación de espolones óseos.

4. ¿Cómo se diagnostica?

El diagnóstico generalmente se basa en una combinación de evaluación clínica, historial médico y estudios de imagen. Las radiografías, resonancias magnéticas y ultrasonidos son herramientas útiles para visualizar el grado de desgaste del cartílago y otros cambios en la articulación, como la formación de osteofitos.

5. ¿Cuál es la diferencia entre artrosis y artritis?

La artrosis es una enfermedad degenerativa que implica el desgaste del cartílago articular, mientras que la artritis se refiere a un grupo de condiciones que involucran inflamación de las articulaciones.

6. ¿Cómo se diferencia la artrosis de la artritis reumatoide?

La artrosis es una enfermedad degenerativa del cartílago que ocurre con el envejecimiento o el desgaste articular, mientras que la artritis reumatoide es una enfermedad autoinmune que causa inflamación crónica en las articulaciones. Los síntomas y tratamientos de ambas condiciones pueden diferir significativamente.

7. ¿Existen tratamientos?

Si bien no hay cura para la artrosis, existen varios tratamientos para aliviar los síntomas y mejorar la función articular. Estos incluyen medicamentos para el dolor (como analgésicos y antiinflamatorios), suplementos, terapia física, cambios en el estilo de vida (como pérdida de peso y ejercicio) y, en casos severos, cirugía.

8. ¿Qué medidas se pueden tomar para reducir el riesgo de artrosis o prevenir su progresión?

Aunque no se puede prevenir completamente, mantener un peso saludable, practicar ejercicios de bajo impacto (como caminar, nadar, ir en bicicleta, practicar tai chi o yoga), evitar lesiones articulares, llevar una dieta equilibrada, mantener una buena postura y realizar ejercicios de fortalecimiento y flexibilidad son medidas que ayudan a reducir el riesgo de desarrollar artrosis o de prevenir su progresión.

9. ¿Cómo puede la dieta influir en su progresión?

Una dieta equilibrada y rica en nutrientes antiinflamatorios puede ayudar a reducir la inflamación y el dolor. Incorporar alimentos ricos en omega-3, jengibre4, cúrcuma, antioxidantes y vitamina D, entre otros, es beneficioso para las personas con artrosis.

10. ¿Existen alimentos que se deben evitar para mejorar los síntomas?

Algunos alimentos pueden agravar la inflamación, como los ricos en grasas saturadas y trans, los azúcares refinados, y los carbohidratos procesados. Reducir el consumo de estos alimentos y optar por una dieta rica en nutrientes y antiinflamatoria ayuda a mejorar los síntomas de la artrosis.

11. ¿Qué es la dieta antiinflamatoria y cómo puede beneficiar?

Una dieta antiinflamatoria incluye alimentos como pescado graso, frutas, verduras, nueces y semillas, entre otros, los cuales ayudan a reducir la inflamación y el dolor en las personas con artrosis.

12. ¿Quiénes tienen mayor riesgo de desarrollar artrosis?

Las personas mayores de 50 años, las mujeres, aquellos con antecedentes familiares de artrosis, personas con sobrepeso, ciertas ocupaciones o deportes, y quienes han sufrido lesiones articulares previas tienen un mayor riesgo de desarrollar esta enfermedad.

13. ¿Cómo afecta el género al riesgo de desarrollarla?

Las mujeres tienen un mayor riesgo de desarrollar artrosis que los hombres, especialmente después de la menopausia. Esto puede estar relacionado con cambios hormonales que afectan la salud articular.

14. ¿La actividad física puede empeorarla?

No necesariamente. De hecho, la actividad física regular ayuda a mantener la movilidad de las articulaciones, fortalece los músculos que las rodean y reducen el dolor. Sin embargo, es importante elegir actividades de bajo impacto y evitar esfuerzos excesivos que puedan dañar aún más las articulaciones.

15. ¿Cómo afecta a la calidad de vida?

La artrosis puede afectar significativamente la calidad de vida al limitar la movilidad y la capacidad para realizar actividades diarias. El dolor crónico y la rigidez también pueden tener un impacto negativo en el bienestar emocional y mental. Un manejo efectivo y un enfoque integral del tratamiento ayudan a mejorar la calidad de vida.

16. ¿Existen tratamientos alternativos o complementarios?

Sí, muchas personas encuentran alivio a través de terapias complementarias como la acupuntura, el yoga, la quiropráctica y el uso de suplementos nutricionales y plantas medicinales, entre otros.

17. ¿Cuál es el papel de la cirugía en su tratamiento?

La cirugía puede considerarse en casos severos donde otros tratamientos no han sido efectivos. Opciones quirúrgicas incluyen la artroscopia (para limpiar la articulación), la osteotomía (para realinear huesos) y la artroplastia (reemplazo total o parcial de la articulación).

18. ¿Qué es la artroscopia y cómo se utiliza en el tratamiento de la artrosis?
La artroscopia es un procedimiento quirúrgico mínimamente invasivo que permite a los médicos ver dentro de una articulación utilizando una cámara pequeña. Puede ser utilizada para diagnosticar y tratar problemas en las articulaciones, como la eliminación de fragmentos de cartílago sueltos en la artrosis.

19. ¿Cómo puede ayudar la fisioterapia?
La fisioterapia ayuda a mejorar la movilidad, fortalecer los músculos alrededor de las articulaciones afectadas, reducir el dolor y enseñar a las personas cómo proteger sus articulaciones en actividades diarias. Los fisioterapeutas pueden ayudar a las personas con artrosis a mejorar su movilidad y reducir el dolor mediante ejercicios personalizados, técnicas manuales, y educación sobre el manejo de la enfermedad.

20. ¿Afecta solo a las personas mayores?
Aunque la artrosis es más común en personas mayores debido al desgaste acumulado de las articulaciones, también puede afectar a personas más jóvenes, especialmente si tienen factores de riesgo como lesiones articulares previas, obesidad o condiciones genéticas.

21. ¿Cómo influye la genética en su desarrollo?
La genética puede desempeñar un papel en la predisposición de una persona a desarrollar artrosis, debido a factores hereditarios que afectan la estructura y el metabolismo del cartílago. Si tienes familiares cercanos con artrosis, es posible que tengas un mayor riesgo, aunque los factores ambientales y de estilo de vida también juegan un papel muy importante.

22. ¿Puede afectar más de una articulación?
Sí, la artrosis puede afectar múltiples articulaciones. Es común en las rodillas, las caderas, las manos y la columna vertebral, pero también puede presentarse en otras articulaciones del cuerpo.

23. ¿Cuál es el impacto del clima?
Algunas personas con artrosis reportan que sus síntomas empeoran con los cambios climáticos, especialmente cuando el clima es frío o húmedo. Sin embargo, no todos experimentan este fenómeno.

24. ¿Cómo influye el sobrepeso en su progresión?
El sobrepeso aumenta la carga sobre las articulaciones, especialmente en las rodillas, caderas y columna, acelerando el desgaste del cartílago y la progresión de la artrosis. La pérdida de peso alivia los síntomas.

25. ¿La artrosis es reversible?
Actualmente, no hay cura para la artrosis. Sin embargo, los tratamientos ayudan a manejar los síntomas, mejorar la función articular y ralentizar la progresión de la enfermedad.

26. ¿Puede causar inflamación en las articulaciones?
Aunque la artrosis es principalmente una enfermedad degenerativa, puede causar inflamación en las articulaciones afectadas. Esta inflamación suele ser menos intensa que en condiciones inflamatorias como la artritis reumatoide.

27. ¿Qué es la artrosis erosiva?
La artrosis erosiva es una forma más agresiva de artrosis que afecta principalmente a las manos. Se caracteriza por una rápida degeneración del cartílago y una inflamación significativa, que puede llevar a deformidades en las articulaciones afectadas.

28. ¿Cómo afecta a los atletas?
Los atletas suelen tener un mayor riesgo de desarrollar artrosis debido al uso excesivo y las lesiones repetitivas en las articulaciones. Sin embargo, la actividad física regular es importante para mantener las articulaciones saludables, por lo que los atletas deben equilibrar el entrenamiento con períodos adecuados de descanso y recuperación.

29. ¿Cómo puede beneficiar el tai chi?
El tai chi es una práctica de ejercicio suave que combina movimientos lentos y controlados con técnicas de respiración.

Ayuda a mejorar el equilibrio, la flexibilidad y la fuerza muscular, lo que es beneficioso para las personas con artrosis. También contribuye al bienestar psicológico mediante la reducción del estrés.

30. ¿Existen suplementos que puedan ayudar?

Muchas personas utilizan suplementos como la glucosamina y la condroitina, entre otros, para aliviar los síntomas de la artrosis. Estos se utilizan para reducir el dolor y mejorar la función articular. Otros suplementos como el omega-3, y la cúrcuma, conocida también son ampliamente usados.

31. ¿Qué es la artrosis de manos y cuáles son sus síntomas típicos?

La artrosis de manos afecta las articulaciones de los dedos, la base del pulgar y las muñecas. Los síntomas incluyen dolor, rigidez, hinchazón y la formación de nódulos óseos, lo que puede dificultar tareas simples como escribir o abrir frascos. El tratamiento puede incluir ejercicios de fortalecimiento, férulas, medicamentos y, en casos graves, cirugía.

32. ¿Qué son los nódulos de Heberden y Bouchard?

Los nódulos de Heberden son bultos óseos que se forman en las articulaciones distales de los dedos, mientras que los nódulos de Bouchard se forman en las articulaciones proximales. Ambos son comunes en la artrosis de las manos.

33. ¿Qué es la viscosuplementación y cómo ayuda en la artrosis?

La viscosuplementación es un tratamiento en el que se inyecta ácido hialurónico en la articulación afectada para mejorar la lubricación y amortiguación del cartílago. Puede ayudar a reducir el dolor y mejorar la movilidad en algunas personas con artrosis, especialmente en la rodilla.

34. ¿Qué es el ácido hialurónico y cómo se utiliza en el tratamiento de la artrosis?

El ácido hialurónico es una sustancia que se encuentra naturalmente en el líquido sinovial de las articulaciones. Las inyecciones de ácido hialurónico pueden ayudar a lubricar la articulación y mejorar la movilidad, reduciendo el dolor en personas con artrosis.

35. ¿Qué es la terapia ocupacional y cómo puede beneficiar?

La terapia ocupacional ayuda a las personas con artrosis a realizar sus actividades diarias de manera más eficiente y con menos dolor. Los terapeutas ocupacionales pueden enseñar técnicas para proteger las articulaciones, recomendar adaptaciones en el hogar y el trabajo, y sugerir dispositivos de asistencia.

36. ¿Existen nuevas investigaciones o terapias prometedoras?

La investigación en artrosis está en curso y se están explorando nuevas terapias, como la terapia con células madre, plasma rico en plaquetas (PRP), tratamientos biológicos y fármacos modificadores de la enfermedad que puedan ralentizar la progresión de la enfermedad. Aunque algunas de estas terapias son prometedoras, todavía se encuentran en fases de ensayo y requieren más estudios para confirmar su efectividad y seguridad.

37. ¿Qué es el reemplazo articular y cómo puede ayudar en la artrosis severa?

El reemplazo articular es una cirugía en la que se reemplaza una articulación dañada con una prótesis. Es una opción para personas con artrosis severa que no han encontrado alivio con otros tratamientos, y puede mejorar significativamente el dolor y la función articular.

38. ¿Qué importancia tiene el manejo del estrés?

El manejo del estrés es importante porque el estrés crónico aumenta la percepción del dolor y la tensión muscular, lo que puede agravar los síntomas de la artrosis. Técnicas de relajación, meditación, respiración profunda, atención plena, yoga, tai chi y apoyo psicológico son beneficiosos.

39. ¿Es una enfermedad inevitable con la edad?

Aunque la incidencia de la artrosis aumenta con la edad, no todas las personas desarrollarán la enfermedad. Factores como el estilo de vida, la genética, el peso corporal, la alimentación y la actividad física influyen en el riesgo de desarrollar artrosis.

40. ¿Qué es la artrosis de cadera y cuáles son sus síntomas principales?

La artrosis de cadera es la degeneración del cartílago en la articulación de la cadera, causando dolor en la ingle, el muslo o las nalgas, rigidez y una reducción en el rango de movimiento, dificultando el caminar o ponerse de pie. El dolor suele empeorar con la actividad física y mejorar con el reposo.

41. ¿Cuál es la diferencia entre artrosis primaria y secundaria?

La artrosis primaria ocurre de manera natural con el envejecimiento y el uso repetido de las articulaciones, sin una causa subyacente identificable. La artrosis secundaria resulta de otra condición o factor, como una lesión previa, obesidad, trastornos metabólicos o enfermedades inflamatorias.

42. ¿Qué son los osteofitos y cómo se relacionan con la artrosis?

Los osteofitos, también conocidos como espolones óseos, son crecimientos óseos que se desarrollan en los bordes de las articulaciones afectadas por la artrosis. Se forman como una respuesta del cuerpo al desgaste del cartílago y pueden contribuir al dolor y la rigidez.

43. ¿Cómo afecta al sueño?

El dolor y la incomodidad de la artrosis pueden interferir con el sueño, lo que lleva a problemas como insomnio o sueño interrumpido, lo que puede exacerbar la fatiga y afectar negativamente la calidad de vida. El manejo adecuado del dolor, técnicas de relajación, mantener una rutina de sueño regular y la práctica de una buena higiene del sueño pueden ayudar a mejorar la calidad del sueño.

44. ¿Qué es la terapia de frío y calor, y cómo puede ayudar?

La terapia de frío (crioterapia) puede ayudar a reducir la inflamación y el dolor, mientras que la terapia de calor (termoterapia) puede mejorar la circulación y relajar los músculos alrededor de las articulaciones. Ambas pueden ser útiles para aliviar los síntomas de la artrosis.

45. ¿Cómo se ve afectada la movilidad en personas que la padecen?

La artrosis puede reducir la movilidad debido al dolor, la rigidez y la pérdida de rango de movimiento en las articulaciones afectadas. Esto puede dificultar la realización de actividades diarias y aumentar la dependencia de los demás.

46. ¿Qué es la artrosis inflamatoria y cómo se diferencia de la no inflamatoria?

La artrosis inflamatoria implica una inflamación significativa en las articulaciones afectadas, además del desgaste del cartílago. A diferencia de la artrosis no inflamatoria, las personas afectadas pueden experimentar enrojecimiento y calor en las articulaciones.

47. ¿Cuál es el papel de los ejercicios de fortalecimiento muscular?

Los ejercicios de fortalecimiento muscular ayudan a estabilizar y apoyar las articulaciones afectadas por la artrosis, lo que puede reducir el dolor y mejorar la función articular.

48. ¿Qué es el "ratón articular" y cómo se relaciona con la artrosis?

El "ratón articular" se refiere a fragmentos sueltos de cartílago o hueso dentro de una articulación. En la artrosis, estos fragmentos pueden ser resultado del desgaste del cartílago y pueden causar dolor, bloqueo articular o inflamación.

49. ¿Qué es la artrosis postraumática y cuáles son sus características?

La artrosis postraumática es una forma de artrosis que se desarrolla después de una lesión en una articulación, como una fractura o un esguince grave. La lesión puede dañar el cartílago y el alineamiento de la articulación, acelerando su desgaste y llevando a síntomas de artrosis con el tiempo.

50. ¿Puede causar deformidades en las articulaciones?

Sí, la artrosis puede causar deformidades articulares a medida que el cartílago se desgasta y el hueso subyacente se remodela.

Esto es común en las manos, donde los dedos pueden torcerse o desarrollar nódulos.

51. ¿Cómo puede ayudar el uso de dispositivos de asistencia?

Los dispositivos de asistencia, como bastones, andadores y ortesis, pueden ayudar a reducir la carga sobre las articulaciones afectadas, mejorar la movilidad y permitir a las personas con artrosis realizar actividades diarias con mayor independencia.

52. ¿Cuál es la diferencia entre artrosis y osteoartritis?

La artrosis y la osteoartritis son términos que a menudo se usan indistintamente para describir el mismo proceso degenerativo de las articulaciones caracterizado por el desgaste del cartílago.

53. ¿Cómo afecta a la capacidad para trabajar?

La artrosis puede limitar la capacidad para realizar ciertas tareas laborales, especialmente aquellas que requieren esfuerzo físico o movimientos repetitivos. Adaptaciones en el lugar de trabajo, el manejo adecuado de los síntomas y ajustes en las tareas pueden ayudar a las personas a seguir trabajando.

54. ¿Las plantas medicinales son efectivas para tratarla?

Algunas plantas medicinales, como el jengibre y la cúrcuma, entre otras, han demostrado científicamente poseer propiedades beneficiosas para aliviar los síntomas de la artrosis.

55. ¿Cómo afecta esta enfermedad a los atletas?

Los atletas pueden estar en mayor riesgo de desarrollar artrosis debido al estrés repetido en sus articulaciones y a las lesiones sufridas. Sin embargo, mantenerse activo con ejercicios adecuados ayuda a mantener la salud articular y reducir los síntomas.

56. ¿Qué es la terapia con células madre?

La terapia con células madre es un enfoque experimental que busca regenerar el cartílago dañado mediante la inyección de células madre en la articulación afectada. La investigación en este campo está en curso, y su efectividad y seguridad a largo plazo aún se están evaluando.

57. ¿Qué son los ejercicios de rango de movimiento y por qué son importantes en esta patología?

Los ejercicios de rango de movimiento son movimientos suaves que ayudan a mantener la flexibilidad y el rango de movimiento en las articulaciones. Son importantes para prevenir la rigidez y mejorar la función articular en personas con artrosis.

58. ¿Cómo puede ser incorporada la cúrcuma en la alimentación para beneficiar la artrosis?

La cúrcuma se puede añadir a alimentos como sopas, guisos y batidos o consumirse en forma de té. Su compuesto activo, la curcumina, tiene propiedades antiinflamatorias que ayudan a aliviar el dolor articular. Para mejorar la absorción, es recomendable consumirla con pimienta negra y una fuente de grasa.

59. ¿Qué es la artrosis de la articulación temporomandibular (ATM) y cuáles son sus síntomas?

La artrosis de la ATM afecta la articulación que conecta la mandíbula con el cráneo. Los síntomas pueden incluir dolor en la mandíbula, dificultad para masticar, chasquidos o crujidos al abrir la boca, dolor facial y dolor de cabeza. El tratamiento puede incluir fisioterapia, férulas dentales, medicamentos y, en algunos casos, cirugía.

60. ¿Qué es la artrosis de la rodilla y cuáles son sus tratamientos comunes?

La artrosis de rodilla es el desgaste del cartílago en la articulación de la rodilla, causando dolor y rigidez. Los tratamientos incluyen fisioterapia, pérdida de peso, medicamentos para el dolor, inyecciones de corticoides o ácido hialurónico, y en casos avanzados, cirugía de reemplazo de rodilla.

61. ¿Cómo influye el calzado en la progresión de la artrosis de rodilla?

El uso de calzado adecuado con buen soporte y amortiguación reduce el impacto en las rodillas, aliviando el dolor y ralentizando la progresión de la artrosis de rodilla.

62. ¿Cómo puede afectar la artrosis al equilibrio y aumentar el riesgo de caídas?

La artrosis puede afectar el equilibrio al causar dolor, debilidad muscular y rigidez en las articulaciones, lo que puede aumentar el riesgo de caídas, especialmente en personas mayores.

63. ¿Qué es la artrosis de tobillo y cuáles son sus síntomas comunes?

La artrosis de tobillo es el desgaste del cartílago en la articulación del tobillo. Los síntomas incluyen dolor, hinchazón, rigidez y, en algunos casos, inestabilidad al caminar. El dolor suele empeorar con la actividad física. Puede ser causada por lesiones previas, como esguinces o fracturas, condiciones genéticas, o por el desgaste natural con el tiempo.

64. ¿Cómo afecta esta patología al estado emocional y mental?

Vivir con dolor crónico y las limitaciones físicas para realizar actividades cotidianas debido a la artrosis puede afectar el estado emocional y mental, aumentando la frustración y el riesgo de depresión, ansiedad y estrés. El apoyo psicológico, estrategias de manejo del estrés, terapias psicológicas y grupos de apoyo son beneficiosos.

65. ¿Cuál es el papel de la vitamina D en su manejo?

La vitamina D es crucial para la salud ósea y articular, ya que ayuda en la absorción de calcio. Un nivel adecuado de vitamina D suele contribuir a mantener la salud de las articulaciones y reducir el riesgo de progresión de la artrosis. Fuentes de vitamina D incluyen la exposición solar, pescados grasos y alimentos fortificados o suplementos.

66. ¿Cómo se puede manejar el dolor sin medicamentos?

Existen varias estrategias para manejar el dolor de la artrosis sin medicamentos, como la terapia física, el ejercicio regular, el uso de compresas frías o calientes, la acupuntura, suplementos nutricionales, plantas medicinales, el yoga y la meditación, entre otros.

67. ¿Qué es la artrosis de la muñeca y cómo se trata?

La artrosis de la muñeca es el desgaste del cartílago en las articulaciones de la muñeca, que puede causar dolor y dificultad para realizar movimientos. El tratamiento puede incluir férulas, fisioterapia, medicamentos para el dolor y, en casos severos, cirugía.

68. ¿Qué son los quistes de Baker y cómo se relacionan con la artrosis?

Un quiste de Baker es una acumulación de líquido en la parte posterior de la rodilla, que puede ocurrir cuando hay inflamación en la articulación, como en la artrosis. Puede causar hinchazón y dolor.

69. ¿Cómo puede afectar a la sexualidad y las relaciones personales?

El dolor y las limitaciones físicas pueden afectar la intimidad y la vida sexual de las personas con artrosis. La comunicación abierta con la pareja y buscar asesoramiento profesional pueden ayudar a manejar estos desafíos.

70. ¿Qué papel juega el ejercicio en su gestión?

El ejercicio regular es fundamental para mantener la movilidad, la fuerza y la flexibilidad en personas con artrosis. Ayuda a reducir el dolor y la rigidez, y mejora la calidad de vida al fortalecer los músculos que soportan las articulaciones.

71 ¿Puede afectar la columna vertebral?

Sí, la artrosis puede afectar la columna vertebral, especialmente en las regiones cervical y lumbar.

72. ¿Qué es la artrosis de la columna vertebral y cuáles son sus síntomas?

La artrosis de la columna vertebral, también conocida como espondilosis o espondiloartrosis, implica el desgaste del cartílago en las articulaciones de la columna. Esto puede resultar en dolor de espalda o cuello, rigidez y, en algunos casos, compresión nerviosa que provoca dolor irradiado, debilidad o entumecimiento en las extremidades. El tratamiento puede incluir fisioterapia, medicamentos para el dolor, ejercicios de fortalecimiento y, en casos graves, cirugía.

73. ¿Qué es la artrosis facetaria y cuáles son sus síntomas?

La artrosis facetaria afecta las articulaciones facetarias de la columna vertebral. Los síntomas pueden incluir dolor lumbar o cervical, rigidez y una disminución en el rango de movimiento en la espalda, y a menudo se asocia con el envejecimiento o lesiones en la columna. El tratamiento médico puede incluir fisioterapia, medicamentos para el dolor, inyecciones de esteroides, y en algunos casos, procedimientos para bloquear los nervios asociados al dolor.

74. ¿Qué son los condroprotectores y cómo afectan a la artrosis?

Los condroprotectores, como la glucosamina y la condroitina, son suplementos que ayudan a mantener la salud del cartílago articular.

75. ¿Qué son los suplementos de glucosamina y condroitina, y son efectivos?

La glucosamina y la condroitina son suplementos que muchas personas usan para aliviar los síntomas de la artrosis. Aunque algunos estudios concluyen que ayudan a reducir el dolor y mejorar la función articular, la evidencia científica es mixta y no todos experimentan beneficios. Se necesita más investigación.

76. ¿Qué es la artrodesis y cuándo se considera como tratamiento para la artrosis?

La artrodesis es una cirugía que fusiona permanentemente las articulaciones para aliviar el dolor en casos severos de artrosis donde otras opciones de tratamiento han fallado. Se considera cuando el dolor es debilitante y la movilidad ya está significativamente comprometida.

77. ¿Cómo puede beneficiar el pilates?

El pilates puede ser beneficioso para las personas con artrosis al mejorar la flexibilidad, fortalecer los músculos y promover una postura adecuada. Los ejercicios de pilates pueden adaptarse para minimizar el impacto en las articulaciones.

78. ¿El magnesio es útil para esta dolencia?

El magnesio es un mineral importante para la salud ósea y

muscular. Ayuda a reducir la rigidez muscular y mejora la función articular. Fuentes de magnesio incluyen nueces, semillas, granos enteros y vegetales de hojas verdes. Es útil como parte de un enfoque dietético integral para la artrosis.

79. ¿Qué es la condromalacia y cómo se relaciona con la artrosis?

La condromalacia es el ablandamiento y deterioro del cartílago, especialmente en la rótula. Puede ser un precursor de la artrosis si no se maneja adecuadamente, ya que el daño al cartílago aumenta el riesgo de degeneración articular.

80. ¿Cómo podrían las terapias biológicas ayudar en su tratamiento?

Las terapias biológicas, como las inyecciones de plasma rico en plaquetas (PRP) o células madre, están siendo investigadas como opciones para regenerar el cartílago y reducir la inflamación en las articulaciones afectadas por la artrosis. Aunque prometedoras, aún se necesita más investigación para confirmar su eficacia.

81. ¿Qué es la terapia con plasma rico en plaquetas (PRP) y cómo se utiliza?

La terapia con PRP implica inyectar plasma concentrado, rico en plaquetas, en la articulación afectada para promover la curación y regeneración del tejido. Aunque es un tratamiento prometedor para la artrosis, aún se están estudiando sus beneficios a largo plazo.

82. ¿Qué son los analgésicos tópicos y cómo funcionan?

Los analgésicos tópicos son cremas o geles aplicados sobre la piel que contienen ingredientes activos para aliviar el dolor. Proporcionan alivio del dolor a corto plazo sin los efectos secundarios sistémicos de los medicamentos orales. Funcionan al adormecer las terminaciones nerviosas o al reducir la inflamación local en las articulaciones afectadas.

83. ¿Qué es la hidroterapia y cómo puede beneficiarnos?

La hidroterapia utiliza el agua para realizar ejercicios de bajo impacto que pueden aliviar el dolor y mejorar la movilidad en personas con artrosis. La flotabilidad del agua reduce la presión sobre las articulaciones, facilitando el movimiento.

84. ¿Qué es la rigidez matutina en la artrosis y cómo se puede aliviar?

La rigidez matutina es una sensación de rigidez y dificultad para mover las articulaciones después de despertar. Se puede aliviar con ejercicios suaves de estiramiento, calor local, y una ducha caliente.

85. ¿Qué papel juega el colágeno en la salud articular y la artrosis?

El colágeno es una proteína esencial en los tejidos conectivos. Algunas investigaciones concluyen que los suplementos de colágeno ayudan a reducir el dolor y mejorar la función articular en personas con artrosis.

86. ¿Cómo puede beneficiar el mindfulness y la meditación?

El mindfulness o atención plena y la meditación pueden ayudar a las personas con artrosis al reducir el estrés, reducir la percepción del dolor y aumentar la sensación de bienestar. Estas prácticas promueven la relajación y mejoran la calidad de vida.

87. ¿Cuáles son los beneficios de la acupuntura?

La acupuntura puede ofrecer alivio del dolor y mejorar la función articular en personas con artrosis al estimular puntos específicos del cuerpo para promover la liberación de endorfinas (los analgésicos naturales del cuerpo) y mejorar el flujo sanguíneo.

88. ¿Qué son los antiinflamatorios no esteroideos (AINE) y cómo se usan en la artrosis?

Los AINE, como el ibuprofeno y el naproxeno, son medicamentos que ayudan a reducir el dolor y la inflamación asociados con la artrosis. Son una opción común para el manejo del dolor, pero deben usarse con precaución debido a posibles efectos secundarios como problemas gastrointestinales y cardiovasculares.

89. ¿Cómo puede ayudar el ejercicio acuático?

El ejercicio acuático, como la natación o la gimnasia en el agua, es muy beneficioso para las personas con artrosis porque reduce la carga sobre las articulaciones mientras permite el ejercicio aeróbico y el fortalecimiento muscular, reduciendo el dolor y mejorando la movilidad.

90. ¿Qué es la artrosis de la base del pulgar y cómo se trata?

La artrosis de la base del pulgar, también conocida como rizartrosis, afecta la articulación entre el pulgar y la muñeca. Los síntomas incluyen dolor y rigidez al realizar movimientos de pinza. El tratamiento puede incluir el uso de férulas, ejercicios de fortalecimiento, fármacos para el dolor, y en casos severos, cirugía.

91. ¿Qué son las inyecciones de corticoesteroides y cuándo se utilizan en la artrosis?

Las inyecciones de corticoesteroides se utilizan para reducir la inflamación y el dolor en las articulaciones afectadas por la artrosis. Son útiles para el alivio a corto plazo, pero su uso frecuente no es recomendable debido a posibles efectos adversos.

92. ¿Qué es la artrosis de hombro y cuáles son las opciones de tratamiento?

La artrosis de hombro es el desgaste del cartílago en la articulación del hombro. Afecta la articulación glenohumeral o acromioclavicular, Los tratamientos pueden incluir fisioterapia, medicamentos para el dolor, inyecciones de corticosteroides, y en casos extremos, cirugía de reemplazo de hombro.

93. ¿Qué es la artrosis de la articulación acromioclavicular y cuáles son sus síntomas?

La artrosis de la articulación acromioclavicular afecta la articulación entre el acromion y la clavícula, en el hombro. Los síntomas incluyen dolor en el hombro, especialmente al levantar el brazo, y sensibilidad sobre la articulación.

94. ¿Cómo pueden ayudar los cambios en el estilo de vida?

Cambios en el estilo de vida, como mantener un peso

saludable, realizar ejercicio regularmente, seguir una dieta equilibrada y evitar actividades que pongan en exceso estrés en las articulaciones, ayudan a manejar los síntomas de la artrosis y mejorar la calidad de vida.

95. ¿Qué es la artrosis del codo y cuáles son sus síntomas?

La artrosis del codo es menos común que en otras articulaciones, pero puede ocurrir debido al desgaste del cartílago. Los síntomas incluyen dolor, rigidez, hinchazón y una disminución en el rango de movimiento del codo.

96. ¿Cómo puede beneficiar el yoga?

El yoga es beneficioso para las personas con artrosis al mejorar la flexibilidad, la fuerza muscular y el equilibrio sin forzar las articulaciones, lo que ayuda a reducir el dolor y mejorar la función articular. Además, ayuda a reducir el estrés y mejorar el bienestar general.

97. ¿Qué son los ejercicios de bajo impacto y cómo pueden beneficiarnos?

Los ejercicios de bajo impacto, como caminar, nadar, andar en bicicleta, yoga y tai chi son ideales para personas con artrosis, ya que fortalecen los músculos y mejoran la flexibilidad sin poner un estrés excesivo en las articulaciones.

98. ¿Qué es el ácido hialurónico y cómo se utiliza en el tratamiento de la artrosis?

El ácido hialurónico es una sustancia que se encuentra naturalmente en el líquido sinovial de las articulaciones, proporcionando lubricación. En la artrosis, se puede inyectar en la articulación para mejorar la movilidad y reducir el dolor. Los suplementos de ácido hialurónico ingeridos oralmente también ayudan a mejorar la movilidad articular y reducir el dolor.

99. ¿Cómo afecta esta patología a las actividades diarias y qué estrategias pueden ayudar?

La artrosis puede dificultar actividades diarias como caminar, subir escaleras, abrir frascos, vestirse o cocinar. Adaptaciones como el uso de dispositivos de asistencia, la planificación de actividades para evitar el exceso de esfuerzo, modificaciones en el hogar y cambios en la rutina pueden ayudar a las personas a mantener su independencia.

100. ¿Cómo puede ayudar la terapia cognitivo-conductual (TCC)?

La TCC puede ayudar a las personas con artrosis a manejar el dolor crónico al cambiar los patrones de pensamiento negativos y desarrollar estrategias de afrontamiento más efectivas.

101. ¿Qué es la artrosis de las vértebras lumbares y cuáles son sus tratamientos?

La artrosis de las vértebras lumbares afecta la parte baja de la columna vertebral, generando dolor, rigidez y, a veces, problemas de compresión de las terminaciones nerviosas, causando ciática o irradiación del dolor a las piernas. Los tratamientos más habituales incluyen fisioterapia, fármacos para el dolor, cambios en el estilo de vida y, en casos severos, cirugía.

102. ¿Qué es la artrosis de columna cervical y cómo se manifiesta?

La artrosis de columna cervical afecta las articulaciones del cuello. Los síntomas pueden incluir dolor en el cuello, rigidez, dolores de cabeza y, en casos graves, síntomas neurológicos como hormigueo o debilidad en los brazos, debido a la compresión de las terminaciones nerviosas.

103. ¿Cuál es el papel de los corticosteroides en su tratamiento?

Los corticosteroides pueden inyectarse en las articulaciones para reducir la inflamación y el dolor a corto plazo en personas con artrosis, aunque su uso frecuente no es recomendable debido a posibles efectos secundarios.

104. ¿Cuáles son los riesgos de no tratar la artrosis?

Si no se trata, la artrosis puede progresar, llevando a un dolor crónico severo, pérdida significativa de la función articular, y una reducción en la calidad de vida. También puede aumentar el riesgo de desarrollar deformidades articulares.

105. ¿Qué papel juegan los ejercicios de estiramiento en su manejo?
Los ejercicios de estiramiento son importantes para mantener la flexibilidad y el rango de movimiento en las articulaciones afectadas por la artrosis, lo que cual ayuda a reducir la rigidez y el dolor.

106. ¿Qué es la artroplastia y cuándo se considera para la artrosis?
La artroplastia es un procedimiento quirúrgico para reemplazar una articulación dañada con una prótesis. Se considera en casos de artrosis severa cuando otros tratamientos no han aliviado el dolor ni mejorado la función.

107. ¿Qué son las ortesis y cómo pueden ayudarnos?
Las ortesis son dispositivos como férulas o soportes que ayudan a estabilizar y proteger las articulaciones. En la artrosis, ayudan a reducir el dolor, mejorar la función al limitar el movimiento excesivo y prevenir deformidades.

108. ¿Qué papel juegan los masajes en el manejo del dolor?
Los masajes ayudan a aliviar el dolor y la rigidez en las articulaciones afectadas por la artrosis, a mejorar la circulación y reducir el estrés.

109. ¿Cómo pueden ayudar los dispositivos ortopédicos?
Los dispositivos ortopédicos, como las rodilleras o plantillas, pueden proporcionar soporte y estabilidad a las articulaciones afectadas, reducir el dolor y mejorar la función al redistribuir la carga y corregir el alineamiento articular.

110. ¿Qué es la artrosis de los pies y cómo se trata?
La artrosis de los pies afecta las articulaciones del pie, causando dolor, hinchazón y rigidez. El tratamiento usual puede incluir el uso de calzado adecuado, plantillas ortopédicas, fisioterapia, medicamentos para el dolor y, en casos severos, cirugía.

111. ¿Qué es la artrosis del esternón y cuáles son sus síntomas?

La artrosis del esternón, aunque menos común, afecta la articulación entre el esternón y las costillas. Los síntomas pueden incluir dolor en el pecho, sensibilidad al tacto y dificultad para respirar profundamente.

PLAN PRACTICO RECOMENDADO

Aquí tienes una guía completa y accesible que te proporcionará pasos claros y efectivos para gestionar la artrosis y mejorar tu calidad de vida. Este plan integral está pensado para abordar todos los aspectos necesarios en tu recuperación, apoyándote en cada etapa. ¡Ha llegado el momento de tomar el control y dar el primer paso hacia una vida más saludable!

- **Descubre el origen**:   El primer paso es comprender qué está causando tu artrosis. Identificar y abordar los factores desencadenantes marcará una gran diferencia. Consulta el capítulo "La artrosis", secciones: "Causas de la artrosis" y "Tipos de artrosis", donde encontrarás información clave para detectar y corregir los hábitos o factores que puedan estar influyendo en tu estado.

- **Fitoterapia**:   Las plantas medicinales pueden convertirse en valiosas aliadas en tu camino hacia el bienestar. En el capítulo "Plantas medicinales", encontrarás recetas naturales que te ayudarán a reducir el dolor y la inflamación en las articulaciones. El uso de estas alternativas es una manera sencilla y efectiva de sumar equilibrio y confort a tu vida diaria.

- **Suplementos**: Considera incluir algunos de los suplementos recomendados en el capítulo "Suplementos Nutricionales". Estos productos pueden acelerar el proceso de recuperación al fomentar la regeneración y el cuidado de tus articulaciones. Elige los que mejor se adapten a tus necesidades para optimizar los resultados.

- **Optimiza tu dieta**: Modificar tus hábitos alimenticios es esencial para aliviar los síntomas de la artrosis. Hay alimentos que pueden beneficiar tu salud y otros que podrían empeorar la inflamación. Los capítulos "Alimentos que transforman" y

"Zumos y jugos" te ofrecen más de 50 recetas adaptadas para tus menús diarios, además de una colección de zumos diseñados específicamente para combatir los efectos de la artrosis. Incorporar estos cambios hará una diferencia positiva y sostenible en tu bienestar.

• **Revisa tus medicamentos**: Si estás tomando algún tratamiento farmacológico y sospechas que tus síntomas podrían estar relacionados con los fármacos, habla con tu médico. Él podrá asesorarte sobre posibles alternativas, ajustes en las dosis o cambios necesarios en la medicación, garantizando el mejor equilibrio para tu salud.

• **Explora remedios alternativos**: En el capítulo "Otras alternativas" encontrarás diversas opciones que podrías considerar. Dado que cada persona responde de forma diferente, probar varias técnicas puede ayudarte a descubrir cuáles funcionan mejor para ti y tus necesidades específicas.

• **Mantente activa/o con ejercicios suaves**: La actividad física regular es fundamental para tratar la artrosis. Practicar ejercicios suaves ayuda a fortalecer los músculos, mejorar la flexibilidad articular y reducir la rigidez. Entre las mejores opciones están caminar, nadar o practicar yoga, ya que estas actividades cuidan las articulaciones sin dañarlas ni sobrecargarlas.

• **Masajes y técnicas de relajación**: Los masajes terapéuticos son una excelente forma de aliviar la tensión muscular y el estrés, fomentando tu bienestar general. También puedes incluir prácticas de relajación, como meditación, yoga o ejercicios de respiración, que no solo aportan beneficios físicos, sino también contribuyen al equilibrio mental.

• **Terapias físicas**: La fisioterapia, la terapia de andulación, la terapia ocupacional y otras técnicas centradas en el movimiento y la postura pueden ser clave para mejorar la movilidad. Estas terapias ayudan a aliviar el dolor mientras fortalecen los músculos alrededor de las articulaciones afectadas, proporcionando más estabilidad y funcionalidad.

Si además de artrosis padeces insomnio, fibromialgia, ansiedad o te encuentras en la etapa de la menopausia, quizá podrían interesarte los consejos y remedios recopilados en mis siguientes títulos:

- **Ansiedad.** Alimentos, Suplementos y Plantas Medicinales
- **Fibromialgia**. Alimentos, Suplementos y Plantas Medicinales
- **Insomnio**. Alimentos, Suplementos y Plantas Medicinales
- **Menopausia**. Alimentos, Suplementos y Plantas Medicinales

Redescubrir la alegría de moverte y vivir sin dolor es posible. Este plan está diseñado para guiarte y apoyarte en cada paso del camino. Recuerda: pequeños avances conducen a grandes cambios. La clave está en la constancia y en creer en el proceso. ¡Empieza hoy!

SUPLEMENTOS NUTRICIONALES

En el camino hacia la mejora de nuestra salud y calidad de vida, los suplementos nutricionales han pasado a ser un recurso cada vez más relevante. Estos productos, disponibles en una amplia variedad de formatos –como tabletas, cápsulas, polvos o líquidos fáciles de consumir–, están concebidos para complementar la alimentación diaria mediante el aporte de nutrientes esenciales que, en muchas ocasiones, son difíciles de alcanzar solo a través de los alimentos habituales. Entre sus componentes destacan las vitaminas, minerales, aminoácidos, antioxidantes y otros compuestos bioactivos, todos ellos en proporciones específicas que permiten cubrir incluso las necesidades más exigentes. Esto resulta especialmente útil en casos de dietas restrictivas, desequilibrios alimenticios o cuando el cuerpo necesita un apoyo adicional debido a demandas fisiológicas aumentadas.

Además, la utilidad de los suplementos supera su función como complemento nutricional, abarcando una amplia gama de beneficios adaptados a diferentes necesidades. Desde mejorar el rendimiento físico y aumentar los niveles de energía, hasta facilitar el día a día de quienes llevan vidas aceleradas, ofrecen soluciones prácticas y eficaces. Su importancia se acentúa en situaciones de salud más delicadas, como enfermedades, dolencias específicas o condiciones crónicas; en estos casos, además de reforzar la dieta, los suplementos pueden desempeñar un papel activo ayudando al cuerpo a recuperar funciones alteradas, aliviar ciertos síntomas y apoyar procesos de recuperación más complejos.

Saber cómo incorporar estos suplementos de manera adecuada es esencial para integrarlos eficazmente en un enfoque global de cuidado personal y terapéutico. Esto supone valorar sus beneficios desde una perspectiva científica respaldada por evidencia y, en caso necesario, bajo la orientación de un profesional de la salud. Utilizados con conocimiento y criterio, los suplementos pueden convertirse en herramientas clave para transformar tu bienestar de forma gradual, sostenible y significativa. Recuerda que cada pequeño paso encaminado al cuidado de tu cuerpo es un avance hacia sentirte mejor, con más energía y fuerza para afrontar el día a día. ¡Atrévete a dar ese paso hacia un cambio positivo!

Precauciones esenciales

Es crucial entender que los suplementos pueden tener efectos secundarios, contraindicaciones e interacciones con fármacos. Por ello, asegúrate de leer detenidamente los efectos adversos señalados al final de este capítulo. Además, considera tu estado de salud en general y evita cualquier suplemento que pueda interferir con los fármacos que estés tomando o con otros problemas de salud que ya tengas.

Suplementos nutricionales y artrosis

En este capítulo, exploraremos cómo los suplementos nutricionales pueden desempeñar un papel crucial en el manejo y alivio de los síntomas relacionados con la artrosis. Si padeces esta condición, podrás encontrar en ellos un apoyo adicional para mejorar tu calidad de vida y recuperar bienestar en tus actividades cotidianas.

La artrosis se caracteriza por el desgaste progresivo del cartílago, ese tejido protector y amortiguador que recubre nuestras articulaciones. Cuando este se deteriora, los huesos pueden rozar entre sí, provocando dolor, rigidez y una marcada limitación en el movimiento de las áreas afectadas. Este proceso puede resultar frustrante y afectar profundamente nuestra rutina diaria, pero entender el mecanismo detrás de la artrosis es el primer paso para aprender a gestionarla de forma efectiva.

Aunque no existe una cura definitiva para la artrosis, diversos enfoques han demostrado ser eficaces en el alivio de los síntomas, promoviendo una vida más activa y cómoda. Dentro de estas estrategias, los suplementos nutricionales destacan como una alternativa complementaria, natural y sencilla, con potenciales beneficios para la salud articular.

En este capítulo, encontrarás una guía completa sobre los principales suplementos asociados con el alivio de los síntomas de la artrosis, donde analizamos su base científica y sus beneficios potenciales. Entre sus efectos más destacados se incluyen la reducción del dolor en las articulaciones, la mejora en la movilidad y la función articular, la disminución de la inflamación e incluso, en algunos casos, el apoyo a la regeneración del cartílago.

Algunos suplementos ampliamente estudiados y recomendados para la artrosis incluyen los condroprotectores, como la glucosamina y el sulfato de condroitina, conocidos por su capacidad para frenar el desgaste del cartílago y mejorar su calidad. Además, es importante mencionar los ácidos grasos omega-3, famosos por sus propiedades antiinflamatorias; la cúrcuma, reconocida por su acción contra el malestar articular; y el colágeno, fundamental para mantener la estructura y elasticidad de las articulaciones.

Hay que tener en cuenta que cada organismo es único, y los efectos de los suplementos pueden variar según factores como el tipo de artrosis, la edad o el estado general de salud. Para maximizar su eficacia, se recomienda tomar estos suplementos durante un período de 3 a 4 meses consecutivos, ya que este tiempo es ideal para que los efectos comiencen a notarse. Si tras este periodo experimentas una mejoría significativa en tus síntomas, podrás seguir cuidando tus articulaciones mediante una dieta equilibrada y hábitos saludables que permitan prolongar los avances alcanzados.

Como recurso adicional, los suplementos nutricionales estarán organizados en orden alfabético en la sección siguiente, lo que facilitará localizar cualquier información que necesites sobre ellos. Este capítulo está diseñado para ofrecerte orientación práctica y clara, pero siempre es recomendable consultar a un especialista antes de iniciar cualquier tratamiento complementario para garantizar que se adapte a tus necesidades específicas.

El camino hacia una vida más saludable y libre de dolor está a tu alcance. ¡Comienza hoy mismo y da el primer paso hacia el bienestar!

Ácido hialurónico

El ácido hialurónico es un suplemento nutricional clave para la salud articular, conocido por su capacidad para mejorar la lubricación, elasticidad y amortiguación en las articulaciones.

Beneficios:
• Lubricación de las articulaciones: Esta sustancia actúa como un lubricante natural en las articulaciones, ayudando a reducir la fricción entre los huesos y facilitando así el movimiento suave y sin dolor.

• Amortiguación: El ácido hialurónico puede ayudar a proporcionar una capa de amortiguación, lo que ayuda a absorber los impactos y reducir el desgaste del cartílago.

• Mejora de la viscosidad del líquido sinovial: El ácido hialurónico puede ayudar a mejorar la viscosidad y la elasticidad del líquido sinovial, que es el líquido que lubrica las articulaciones. Esto puede contribuir a una mejor función articular y alivio de los síntomas de la artrosis.

• Estimulación de la producción de colágeno: El ácido hialurónico puede estimular la producción de colágeno en las articulaciones, lo cual es esencial para mantener la integridad y la salud del cartílago.

Dosis recomendada:
La dosis recomendada suele ser de 120 a 240 mg al día.

Posología:
Se aconseja tomar preferiblemente por la mañana, con el estómago vacío para una mejor absorción.

Tiempo de acción medio:
El tiempo para notar la mejora puede variar, pero suele ocurrir en semanas a meses de uso continuo.

Tiempo máximo de uso continuado recomendado:
El uso continuado generalmente se considera seguro durante más de seis meses seguidos, pero es recomendable seguir las indicaciones de un especialista para determinar la duración adecuada según tus necesidades individuales.

Boswellia

La boswellia, también conocida como incienso indio, es un suplemento natural con potentes propiedades antiinflamatorias que contribuye a reducir el dolor y la rigidez articular. Su uso es apreciado para mejorar la movilidad y apoyar la salud de las articulaciones, especialmente en casos de artrosis y otras afecciones inflamatorias.

Beneficios:
• Propiedades antiinflamatorias: Se ha demostrado que la boswellia tiene propiedades antiinflamatorias, lo que ayuda a reducir la inflamación en las articulaciones afectadas. Puede aliviar el dolor y mejorar la movilidad.

• Protección del cartílago: Puede ayudar a proteger el cartílago de las articulaciones al inhibir la enzima responsable de su degradación. Esto podría contribuir a la preservación del cartílago y a una mejor función articular.

• Alivio del dolor: Se usa para aliviar el dolor asociado con la artrosis. Esto se debe a su capacidad para reducir la inflamación y mejorar la circulación sanguínea en las articulaciones.

• Mejora de la movilidad: Estudios científicos concluyen que la boswellia puede mejorar la movilidad articular y la función física en personas con artrosis, lo que puede resultar en una mejor calidad de vida.

Dosis recomendada:
La dosis recomendada suele ser de 500 a 1100 mg al día.

Posología:
Se suele aconsejar tomar preferiblemente con las comidas

para mejorar la absorción y reducir posibles molestias estomacales.

Tiempo de acción medio:
El tiempo para notar la mejora puede variar, pero suele ocurrir en semanas a meses de uso continuo.

Tiempo máximo de uso continuado recomendado:
El uso continuado generalmente se considera seguro a corto y medio plazo (hasta 6 meses), pero es importante seguir las recomendaciones de un especialista para determinar la duración adecuada según tus necesidades individuales.

Colágeno

El colágeno es un suplemento esencial para la salud de la piel, huesos y articulaciones. Su consumo ayuda a fortalecer tejidos, mejorar la elasticidad y favorecer la regeneración del cartílago, contribuyendo a una mejor movilidad y bienestar general.

Beneficios:
• Salud de las articulaciones: Es un componente principal del cartílago, el tejido conectivo que recubre las articulaciones. Tomar suplementos de colágeno puede ayudar a fortalecer y mantener la salud del cartílago, lo que puede aliviar los síntomas de la artrosis.

• Reducción del dolor: Los suplementos de colágeno pueden ayudar a reducir el dolor asociado con la artrosis. El colágeno tiene propiedades antiinflamatorias y analgésicas, lo que puede aliviar la inflamación y el malestar en las articulaciones afectadas.

• Mejora de la movilidad: La artrosis puede limitar la movilidad y la flexibilidad de las articulaciones. Al fortalecer el cartílago y los tejidos conectivos, el colágeno puede contribuir a mejorar la capacidad de movimiento y la flexibilidad articular.

• Promoción de la regeneración del cartílago: Estudios

científicos concluyen que el colágeno puede estimular la síntesis y la regeneración del cartílago dañado. Esto podría ayudar a ralentizar el progreso de la artrosis y a promover la reparación de tejidos.

Dosis recomendada:
La dosis media recomendada de colágeno para la artrosis y la regeneración del cartílago puede variar según el tipo de suplemento de colágeno que se utilice. Sin embargo, aquí tienes algunas pautas generales:

• Colágeno tipo II: El colágeno tipo II es el tipo más comúnmente utilizado para la regeneración del cartílago. La dosis típica recomendada de colágeno tipo II es de alrededor de 40 mg a 2 gramos al día.

• Colágeno hidrolizado: Es otro tipo de suplemento de colágeno que se usa con frecuencia. La dosis recomendada puede variar, pero generalmente oscila entre 5 gramos y 10 gramos al día.

Posología:
Se suele aconsejar tomar preferiblemente por la mañana con el estómago vacío o antes de las comidas para mejorar la absorción.

Tiempo de acción medio:
El tiempo para notar la mejora puede variar, pero suele ocurrir en semanas a meses de uso continuo.

Tiempo máximo de uso continuado recomendado:
El uso continuado generalmente se considera seguro durante más de seis meses seguidos, pero es importante seguir las recomendaciones de un especialista para determinar la duración adecuada según tus necesidades individuales.

Condroitina

La condroitina es un suplemento popular para la salud articular, conocido por su capacidad para mejorar la elasticidad y la hidratación del cartílago, ayudando a reducir el dolor y la rigidez en condiciones como la artrosis.

Beneficios:
• Protección del cartílago: La condroitina puede ayudar a proteger y fortalecer el cartílago al estimular la producción de proteoglicanos, que son componentes clave del tejido cartilaginoso. Esto puede ayudar a mantener la integridad estructural de las articulaciones y reducir el deterioro asociado con la artrosis.

• Alivio del dolor: Tiene propiedades antiinflamatorias y analgésicas. Estas propiedades pueden ayudar a reducir la inflamación y el dolor en las articulaciones afectadas por la artrosis, lo que puede mejorar la calidad de vida.

• Mejora de la movilidad: Al fortalecer y proteger el cartílago, la condroitina puede contribuir a mejorar la movilidad y la flexibilidad articular. Esto puede permitir un mayor rango de movimiento y una mayor comodidad durante las actividades diarias.

Dosis recomendada:
La dosis recomendada suele ser de 800 a 1200 mg al día.

Posología:
Se recomienda tomar preferiblemente repartida a lo largo del día, con las comidas para mejorar la absorción.

Tiempo de acción medio:
El tiempo para notar la mejora puede variar, pero suele ocurrir en semanas a meses de uso continuo.

Tiempo máximo de uso continuado recomendado:
El uso continuado generalmente se considera seguro durante más de seis meses seguidos, pero es importante seguir las recomendaciones de un especialista para determinar la duración adecuada según tus necesidades individuales.

Cúrcuma

La cúrcuma es un suplemento natural con propiedades antiinflamatorias y antioxidantes, ideal para apoyar la salud articular, digestiva y general, gracias a su compuesto activo, la curcumina.

Beneficios:
• Propiedades antiinflamatorias: La curcumina, el componente activo de la cúrcuma, es conocida por sus propiedades antiinflamatorias, lo que suele ayudar a reducir la inflamación en las articulaciones afectadas por la artrosis. Esto puede ayudar a aliviar el dolor y mejorar la movilidad.

• Efecto antioxidante: La curcumina también tiene propiedades antioxidantes, lo que ayuda a proteger las células y los tejidos del estrés oxidativo. Esto puede ser beneficioso para el mantenimiento de la salud articular y la prevención del daño oxidativo en las articulaciones.

• Apoyo al cartílago: La curcumina suele ayudar a mantener la salud del cartílago al inhibir la actividad de las enzimas que degradan el cartílago. Esto puede contribuir a la preservación del cartílago y a una mejor función articular.

• Alivio del dolor: La cúrcuma se usa tradicionalmente para aliviar el dolor asociado con la artrosis. Esto se debe a sus propiedades antiinflamatorias y analgésicas.

Dosis recomendada:
La dosis oscila generalmente entre 500 mg a 2000 mg al día, dependiendo de la concentración de curcumina en el suplemento.

Posología:
Se recomienda tomar una o dos veces al día con alimentos para aumentar su absorción.

Tiempo de acción medio:
El tiempo de acción medio puede variar, pero en general, suele mostrar efecto en unas semanas de uso continuado.

Tiempo máximo de uso continuado recomendado:

No hay una restricción específica de tiempo para el uso continuado. Sin embargo, se recomienda consultar a un especialista si se planea utilizar durante más de seis meses seguidos, especialmente en dosis altas.

Glucosamina

La glucosamina es un suplemento clave para la salud articular, que ayuda a mantener el cartílago en buen estado, aliviando el dolor y mejorando la movilidad, especialmente en casos de desgaste articular.

Beneficios:
• Promoción de la salud del cartílago: Puede ayudar a mantener la salud y la integridad del cartílago al estimular la producción de proteoglicanos y otros componentes esenciales del tejido cartilaginoso. Esto puede contribuir a la regeneración y reparación del cartílago dañado.

• Alivio del dolor y la inflamación: La glucosamina tiene propiedades antiinflamatorias, lo que puede reducir la inflamación en las articulaciones afectadas por la artrosis. Además, puede ayudar a aliviar el dolor asociado con la enfermedad, mejorando así la calidad de vida.

• Mejora de la movilidad articular: Al fortalecer y proteger el cartílago, la glucosamina puede contribuir a mejorar la movilidad y la flexibilidad de las articulaciones afectadas. Esto permite un mayor rango de movimiento y una mayor comodidad durante las actividades diarias.

Dosis recomendada:
La dosis recomendada suele ser de 1500 mg a 2000 mg al día, dividida en dos dosis.

Posología:
Se recomienda tomar dos veces al día, por ejemplo, por la mañana y por la noche con las comidas para mejorar la absorción.

Tiempo de acción medio:
El tiempo de inicio de acción puede variar, pero generalmente suele mostrar beneficios después de varias semanas de uso continuado.

Tiempo máximo de uso continuado recomendado:
No hay un tiempo máximo establecido para el uso continuado. Se recomienda seguir las indicaciones del fabricante o consultar a un especialista si se planea utilizar durante más de seis meses seguidos, especialmente en dosis altas.

Magnesio

El magnesio es un mineral esencial que contribuye al correcto funcionamiento muscular, nervioso y óseo, además de apoyar la producción de energía y el bienestar general.

Beneficios:
• Reducción de la inflamación: Tiene propiedades antiinflamatorias que suelen ayudar a disminuir la inflamación en las articulaciones afectadas por la artrosis. Esto puede ayudar a aliviar el dolor y la rigidez.

• Mantenimiento del cartílago: El magnesio es necesario para la síntesis de proteínas y colágeno, que son componentes clave del cartílago articular. Al asegurar un suministro adecuado de magnesio, se promueve la salud y el mantenimiento del cartílago, lo que ayuda a ralentizar el deterioro causado por la artrosis.

• Relajación muscular: La artrosis puede causar espasmos musculares y tensión en las áreas circundantes a las articulaciones afectadas. El magnesio tiene propiedades relajantes musculares y suele ayudar a aliviar la tensión muscular, mejorando así la movilidad y reduciendo la incomodidad asociada.

• Mejora de la absorción de calcio: Además, desempeña un papel crucial en la absorción y utilización adecuada del calcio en el cuerpo. Al asegurar un equilibrio adecuado de magnesio y calcio, se promueve la salud ósea y se disminuye el riesgo de complicaciones adicionales en las articulaciones afectadas por la artrosis.

Dosis recomendada:
La dosis recomendada oscila entre 200 a 400 mg al día.

Posología:
Se recomienda tomar una o dos veces al día, preferiblemente por la noche antes de acostarse para ayudar a relajar los músculos y promover el sueño. Puede tomarse con o sin comida. Si se busca un efecto laxante, es mejor con el estómago vacío.

Tiempo de acción medio:
El tiempo de inicio de acción puede variar, pero suele mostrar efecto después de algunas semanas de uso continuo.

Tiempo máximo de uso continuado recomendado:
No hay un tiempo máximo establecido, ya que es un mineral esencial para el cuerpo. Se recomienda consultar a un especialista si se planea utilizar durante más de seis meses seguidos en personas con problemas renales o cardíacos.

Los diferentes compuestos de magnesio: Los más y menos laxantes:
El magnesio es un mineral esencial con múltiples beneficios para la salud, como aliviar el dolor, mejorar el funcionamiento de músculos y nervios, favorecer el sueño, regular la presión arterial y fortalecer el sistema inmunitario. Sin embargo, según su forma, algunos compuestos de magnesio pueden tener efectos laxantes, lo que los hace más o menos adecuados según las necesidades de cada persona.

Para personas con estreñimiento:
El magnesio puede ser especialmente útil para quienes padecen estreñimiento, ya que ciertos compuestos tienen un potente efecto laxante. El **carbonato de magnesio** es considerado el más eficaz en este caso, ayudando significativa-mente a facilitar el tránsito intestinal. También el citrato y el cloruro de magnesio son compuestos adecuados para estas personas, ya

que atraen agua hacia el intestino, favoreciendo la evacuación.

Para personas propensas a diarrea:
Para quienes son propensos a la diarrea, es mejor optar por compuestos de magnesio con menor efecto laxante. Las opciones más adecuadas incluyen el **glicinato de magnesio** y el malato de magnesio, ya que suelen ser mejor tolerados por el sistema digestivo y no afectan significativamente el tránsito intestinal. Estas formas permiten disfrutar de los beneficios del magnesio sin riesgo de promover evacuaciones frecuentes.

MSM

El MSM (Metil-Sulfonil-Metano) es un compuesto natural que contiene azufre, conocido por sus propiedades antiinflamatorias y antioxidantes. Comúnmente se utiliza como suplemento para aliviar el dolor articular, mejorar la salud de la piel, fortalecer el cabello y las uñas, y potenciar el sistema inmunológico.

Beneficios:
• Alivio del dolor: El MSM puede reducir el dolor asociado con la artrosis al disminuir la inflamación en las articulaciones y los tejidos circundantes.

• Reducción de la inflamación: Tiene propiedades antiinflamatorias que ayudan a disminuir la inflamación y la hinchazón en las articulaciones afectadas por la artrosis.

• Mantenimiento del cartílago: El MSM puede ayudar a mantener la salud del cartílago, que es crucial para un funcionamiento adecuado de las articulaciones.

• Mejora de la movilidad: Estudios científicos concluyen que el MSM puede ayudar a mejorar la movilidad y la función articular en personas con artrosis.

Dosis recomendada:
La dosis recomendada oscila entre 1000 a 5000 mg al día.

Posología:
Se recomienda tomar una o dos veces al día, preferiblemente por la mañana y/o por la noche. Puede tomarse con o sin comida, según las preferencias personales.

Tiempo de acción medio:
El tiempo de inicio de acción puede variar, pero suele mostrar efecto después de algunas semanas de uso continuado.

Tiempo máximo de uso continuado recomendado:
No hay un tiempo máximo establecido para el uso continuado. Se recomienda consultar a un especialista si se planea utilizar durante más de seis meses seguidos, especialmente en caso de intolerancia gastrointestinal u otras reacciones adversas.

Omega-3

El Omega-3 es un ácido graso esencial clave para la salud cardiovascular, cerebral y articular. Se encuentra en pescados grasos como el salmón, pero a menudo se toma como suplemento en forma de aceite de pescado o de linaza.

Beneficios:
• Propiedades antiinflamatorias: Los ácidos omega-3 tienen propiedades antiinflamatorias que suelen ayudar a reducir la inflamación. Esto puede aliviar el dolor y la rigidez articular asociados con la enfermedad.

• Protección del cartílago: El consumo de omega-3 puede ayudar a proteger el cartílago al reducir el estrés oxidativo y la degradación del tejido. Esto puede ayudar a preservar la estructura y la función del cartílago.

• Mejora de la movilidad: Al reducir la inflamación y proteger el cartílago, los ácidos grasos omega-3 ayudan a mejorar la movilidad y la flexibilidad de las articulaciones. Esto puede permitir un mayor rango de movimiento y una mayor comodidad durante las actividades diarias.

Dosis recomendada:

La dosis recomendada oscila entre 500 a 4000 mg al día, dependiendo de la concentración de EPA (ácido eicosapentaenoico) y DHA (ácido docosahexaenoico) en el producto y de las necesidades individuales.

Posología:
Se recomienda tomar preferiblemente con una comida que contenga algo de grasa para facilitar la absorción. Puede tomarse por la mañana, tarde o noche, según las preferencias personales.

Tiempo de acción medio:
El tiempo de inicio de acción puede variar, pero suele mostrar efecto después de unas semanas a unos meses de uso continuo.

Tiempo máximo de uso continuado recomendado:
No hay un tiempo máximo establecido para el uso continuado. Se recomienda seguir las indicaciones del fabricante o consultar a un especialista si se planea utilizar durante más de seis meses seguidos, especialmente en personas con trastornos de coagulación.

Vitamina C

La vitamina C es un antioxidante esencial que fortalece el sistema inmunológico y promueve la producción de colágeno, clave para la salud de articulaciones y cartílagos.

Beneficios:
- Protección del cartílago: Es un antioxidante que puede proteger el cartílago al reducir el estrés oxidativo y la degradación del tejido. Esto puede ayudar a mantener la integridad y la función del cartílago en las articulaciones.

- Estimulación de la síntesis de colágeno: La vitamina C juega un papel crucial en la síntesis de colágeno, una proteína esencial para la estructura y la salud del cartílago, tendones y ligamentos. Al aumentar la producción de colágeno, la vitamina C puede contribuir a la reparación y regeneración del tejido dañado en las articulaciones.

- **Propiedades antiinflamatorias:** La vitamina C también tiene propiedades antiinflamatorias que pueden ayudar a reducir la inflamación en las articulaciones afectadas por la artrosis. Esto puede aliviar el dolor y la rigidez articular.

Dosis recomendada:
La dosis recomendada puede variar dependiendo de las necesidades individuales, pero generalmente se encuentra entre 500 a 2000 mg al día.

Posología:
Se recomienda tomar preferiblemente durante el día, con o sin comida.

Tiempo de acción medio:
El tiempo de inicio de acción puede variar, pero suele mostrar efecto después de algunas semanas de uso continuo.

Tiempo máximo de uso continuado recomendado:
El uso continuado es generalmente seguro en dosis adecuadas. Se recomienda seguir las instrucciones del fabricante o consultar con un especialista si se planea utilizar más de 6 meses seguidos, especialmente si se presentan efectos adversos.

Vitamina D

La vitamina D es esencial para la salud ósea, ya que mejora la absorción de calcio y fósforo. También fortalece el sistema inmunológico y contribuye a la función muscular. Este suplemento es útil para prevenir deficiencias, especialmente en quienes tienen poca exposición al sol.

Beneficios:
- Fortalecimiento óseo: Es crucial para la absorción de calcio y su metabolismo en el cuerpo. Ayuda a fortalecer los huesos y a mantener su salud. En la artrosis, donde el desgaste del cartílago articular puede llevar a la deformidad y afectar los huesos, la vitamina D puede desempeñar un papel importante en la prevención de la pérdida ósea.

- Reducción de la inflamación: La vitamina D tiene propiedades antiinflamatorias. La inflamación crónica es un factor clave en el desarrollo y progresión de la artrosis. Se ha observado que niveles óptimos de vitamina D pueden ayudar a reducir la inflamación en las articulaciones, lo que puede aliviar los síntomas de la artrosis.

Dosis recomendada:
La dosis recomendada puede variar dependiendo de las necesidades individuales, la exposición solar y otros factores, pero generalmente se encuentra entre 600 a 3500 UI (unidades internacionales) al día.

Posología:
Se recomienda tomar preferiblemente por la mañana o durante el día, con o sin comida. La vitamina D se absorbe mejor cuando se toma con alimentos que contienen grasa.

Tiempo de acción medio:
El tiempo de inicio de acción puede variar, pero suele mostrar efecto después de algunas semanas de uso continuo. La respuesta puede variar según la deficiencia previa de vitamina D.

Tiempo máximo de uso continuado recomendado:
El uso continuado es seguro en dosis adecuadas. Se recomienda realizar controles periódicos de los niveles de vitamina D en sangre para ajustar la dosis si fuera necesario. Consulta a tu médico si planeas utilizarlo más de 6 meses seguidos o si tienes alguna condición médica que pueda afectar la absorción de la vitamina D.

Regeneración del cartílago: Un camino posible

La regeneración del cartílago articular es un proceso realista que, aunque gradual, transformará tu calidad de vida si adoptas ciertos hábitos. Mejorar tus articulaciones no requiere soluciones complicadas: pequeños cambios pueden marcar una gran diferencia.

Incluso si padeces artrosis, hay un amplio margen de acción

para promover la reparación del cartílago a través de estrategias nutricionales y de suplementación. A continuación, se presentan algunas claves simples y prácticas para comenzar este proceso:

- **Magnesio: La base para reparar tus articulaciones**: Este mineral es imprescindible para la reconstrucción del cartílago y la salud ósea. Consumir entre 2 y 3 gramos de magnesio al día, distribuidos en varias tomas (desayuno, almuerzo y/o cena), puede acelerar los procesos de regeneración en tu cuerpo. Este mineral es imprescindible, ya que favorece los procesos de reparación en nuestro organismo.

- **Colágeno: El ladrillo esencial**: El colágeno es vital para regenerar y fortalecer el cartílago. Tómalo siguiendo la dosis indicada el la sección anterior y reparte su consumo con las tres comidas principales. Hacer esto asegura un aporte constante y equilibrado para apoyar la recuperación articular.

- **Proteínas: el alimento de la reparación**: El consumo de proteínas de calidad es otro fundamento central. Asegúrate de incluir en tu dieta alimentos ricos en proteínas durante el desayuno y la cena, o al menos en una de estas comidas. Alimentos como pescado, carne, huevos, jamón cocido, tofu, almendras y nueces son excelentes ejemplos. Recuerda que, las proteínas animales son ideales por su aporte completo de aminoácidos. Si sigues una dieta vegetariana, las proteínas vegetales pueden combinarse con suplementos de colágeno para garantizar un aporte adecuado durante la noche, cuando los procesos regenerativos son más activos.

- **Vitamina C: potencia el efecto del colágeno**: La vitamina C es clave para optimizar la absorción del colágeno, además de ser un antioxidante esencial en la recuperación articular. Añade frutas como naranjas, kiwis, limones o maracuyá a tu dieta, o considera tomar un suplemento de esta vitamina. Esta combinación marcará una gran diferencia en tu tratamiento.

La constancia lo es todo
Seguir estas pautas requiere paciencia y compromiso, pero los

resultados pueden ser asombrosos. La regeneración del cartílago ni ocurre de la noche a la mañana ni es igual para todos.

- En adultos jóvenes, el proceso puede tomar alrededor de 6 meses.

- En mayores de 45 años, influye mucho la gravedad del daño y la ubicación de la artrosis. En estos casos, el tiempo de regeneración puede oscilar entre 2 y 10 años.

La buena noticia es que, en la mayoría de las personas, los síntomas comienzan a mejorar a partir de los **8 meses**, ofreciendo un alivio progresivo y motivador.

Aunque los tiempos varíen, no estás solo. Mantente constante: incluso después de observar avances significativos, es importante mantener una dieta saludable, suplementos adecuados y otros cuidados para prevenir recaídas.

Constancia: la clave del éxito
La regeneración del cartílago es un camino continuo que requiere dedicación y paciencia. Aunque no verás los resultados al instante, con constancia y una rutina adecuada, los síntomas de artrosis irán disminuyendo. Incluso después de lograr una regeneración significativa, es importante mantener los suplementos y una dieta adecuada para prevenir recaídas debido al envejecimiento natural de las articulaciones.

Además de estas pautas, es crucial adoptar una alimentación saludable que beneficie no solo tus cartílagos, sino también todo tu sistema articular. Finalmente, refuerza tu enfoque y acelera la recuperación con una alimentación equilibrada que beneficie a todo tu sistema articular. Puedes profundizar en este tema en el capítulo "Alimentos que transforman", donde descubrirás aliados clave.

¡Empieza hoy! Cada paso cuenta para mejorar tu bienestar. Comienza con estos cambios simples, porque recuperar la salud de tus articulaciones es más fácil de lo que parece. ¡Tú tienes el control!

Efectos adversos, contraindicaciones e interacciones

A continuación, encontrarás información esencial sobre los posibles riesgos asociados con los suplementos recomendados para la artrosis. Es fundamental que revises esta sección con atención antes de comenzar a utilizarlos. Tu salud siempre es lo más importante.

Ácido hialurónico

- **Efectos secundarios**: No se han reportado efectos adversos hasta la fecha.

- **Contraindicaciones**: No se recomienda durante el embarazo o la lactancia.

- **Interacciones**: No se han reportado interacciones significativas con fármacos.

Boswellia

- **Efectos secundarios**: Puede causar malestar estomacal, diarrea o erupciones cutáneas en algunas personas.

- **Contraindicaciones**: Evitar en caso de embarazo, lactancia, en problemas de coagulación sanguínea o enfermedades autoinmunes.

- **Interacciones**: Puede interactuar con fármacos antiinflamatorios, anticoagulantes y fármacos para la diabetes. Consulta a tu médico.

Colágeno

- **Efectos secundarios**: Son poco comunes, pero algunas personas pueden experimentar malestar gastrointestinal leve.

- **Contraindicaciones**: Evitar en caso de problemas renales graves.

- **Interacciones**: Puede interactuar con fármacos que afectan la coagulación sanguínea.

Condroitina

• **Efectos secundarios:** Puede causar malestar estomacal, diarrea, estreñimiento o reacciones alérgicas en algunas personas.

• **Contraindicaciones:** Evita la condroitina si eres alérgico al marisco, ya que a menudo se deriva de fuentes como el caparazón de camarones y cangrejos.

• **Interacciones:** Puede interactuar con fármacos anticoagulantes.

Cúrcuma

• **Efectos secundarios:** En algunos casos podrían presentarse malestar estomacal, acidez, diarrea, o en raras ocasiones, alergias cutáneas.

• **Contraindicaciones:** Evitar en grandes cantidades en personas con cálculos biliares, obstrucción de las vías biliares y úlceras estomacales.

• **Interacciones:** Puede interactuar con fármacos anticoagulantes, antiplaquetarios, fármacos para reducir la acidez estomacal, y algunos fármacos para la diabetes. Consulta a tu médico.

Glucosamina

• **Efectos secundarios:** Puede causar malestar estomacal, náuseas, diarrea, estreñimiento o dolores de cabeza en algunas personas.

• **Contraindicaciones:** No utilizar en caso de alergia al marisco, ya que frecuentemente proviene de fuentes como el caparazón de camarones y cangrejos.

• **Interacciones:** Puede interactuar con fármacos anticoagulantes.

MSM

- **Efectos secundarios**: Puede causar malestar estomacal, diarrea o dolores de cabeza en algunas personas.

- **Contraindicaciones**: Evita el MSM si estás embarazada, amamantando o si tienes problemas renales graves.

- **Interacciones**: Puede interactuar con fármacos anticoagulantes y fármacos para la presión arterial.

Magnesio

- **Efectos secundarios**: Algunas personas pueden sentir malestar estomacal, diarrea, náuseas o vómitos.

- **Contraindicaciones**: Evitar en caso de insuficiencia renal grave, miastenia gravis o enfermedad de Addison.

- **Interacciones**: Puede interactuar con algunos fármacos como los antibióticos, los bifosfonatos, los diuréticos y los fármacos para la presión arterial. Consulta a tu médico.

Omega-3

- **Efectos secundarios**: Algunas personas pueden experimentar sabor a pescado, eructos con sabor a pescado, náuseas o diarrea.

- **Contraindicaciones**: Debe evitarse en personas alérgicas a los mariscos o pescado, así como en personas con trastornos de coagulación sanguínea.

- **Interacciones**: Puede interactuar con fármacos anticoagulantes, antiplaquetarios y fármacos para la presión arterial.

Vitamina C

- **Efectos secundarios**: En dosis altas, puede causar malestar estomacal, diarrea o cálculos renales en algunas personas.

- **Contraindicaciones**: Evitar en personas con antecedentes de cálculos renales, hemocromatosis (acumulación de hierro en el cuerpo) o enfermedades renales graves.

- **Interacciones**: Puede interactuar con fármacos anticoagulantes, inhibidores de la ECA, quimioterapia y algunos fármacos para la presión arterial. Consulta a tu médico.

Vitamina D

- **Efectos secundarios**: En dosis muy altas puede causar náuseas, vómitos, debilidad, confusión, pérdida de apetito o, en casos extremos, toxicidad.

- **Contraindicaciones**: No es adecuada para personas con niveles altos de calcio en la sangre, hipervitaminosis D, enfermedades renales o hepáticas graves, sarcoidosis, o ciertas enfermedades del metabolismo óseo.

- **Interacciones**: Puede interactuar con fármacos glucocorticoides, anticonvulsivos, anticoagulantes, y los fármacos para la hipertensión. Consulta a tu médico.

ALIMENTOS QUE TRANSFORMAN

A lo largo de la historia, nuestra alimentación ha experimentado cambios profundamente radicales, completamente distintos de los hábitos de nuestros antepasados. Hace millones de años, los primeros humanos estructuraban su dieta en torno a lo que podían recolectar o cazar, dependiendo de alimentos frescos y crudos que el entorno ponía a su alcance. Con la llegada de la agricultura y la ganadería, comenzó una nueva era en la nutrición humana, cambios que se aceleraron aún más con la Revolución Industrial. No obstante, es fundamental comprender que, mientras nuestros hábitos alimenticios evolucionaban de manera drástica, nuestra genética ha permanecido prácticamente sin cambios.

Con el tiempo, se incorporaron alimentos como los lácteos, los cereales, los azúcares refinados y los aceites vegetales, junto con el aumento de la producción intensiva de carne. Aunque estos productos han facilitado el acceso a las comidas y mejorado la practicidad en muchas ocasiones, también han sufrido modificaciones significativas en su composición nutricional. Además, los avances en la conservación de alimentos y las técnicas culinarias trajeron consigo nuevos métodos para almacenar y preparar los alimentos, transformando también su calidad.

En tiempos recientes, ha emergido un escenario preocupante: nuestras costumbres alimenticias han sido dominadas por la alimentación moderna basada en productos ultraprocesados, lo que ha contribuido al creciente aumento de enfermedades crónicas. Problemas como la obesidad, la diabetes tipo 2, la hipertensión y una larga lista de trastornos cardiovasculares y digestivos se han relacionado estrechamente con esta tendencia alimenticia. ¿Por qué ocurre esto? Principalmente porque los alimentos ultraprocesados contienen en exceso carbohidratos refinados, grasas perjudiciales, azúcares añadidos, aditivos químicos y aceites vegetales de pobre calidad. Incluso las carnes y otros productos de origen animal provenientes de sistemas de producción intensiva suelen estar cargados de elementos dañinos para la salud. Estos alimentos han desplazado las dietas tradicionales basadas en alimentos frescos y naturales, rompiendo el equilibrio que promovía el bienestar en nuestros ancestros.

Sin embargo, hay una esperanza para revertir esta realidad: realizar pequeños y conscientes cambios en nuestra alimentación puede producir grandes beneficios. Volver a una dieta equilibrada, rica en nutrientes y basada en alimentos frescos es clave para construir una base sólida de salud. Incorporar frutas, verduras frescas, tubérculos, legumbres, frutos secos y semillas es un excelente comienzo para transformar nuestra manera de nutrirnos. A pesar de ello, sigue existiendo un importante desafío: en muchas partes del mundo, el consumo de estos alimentos naturales permanece alarmante-mente bajo.

Adoptar un estilo de vida basado en una alimentación consciente no solo ayuda a prevenir enfermedades asociadas con los malos hábitos dietéticos, sino que también revitaliza el cuerpo y la mente. Dar prioridad a los alimentos reales y reducir los ultraprocesados nos encamina hacia una vida más saludable, equilibrada y vigorosa. Este es el momento de reaprender el poder transformador de una dieta sana, no como una forma de restricción, sino como un acto de cuidado hacia nosotros mismos. ¡Tu salud merece ese compromiso!

Comprendiendo el vínculo entre nutrición y salud

¿Cuántas veces te has preguntado si lo que comes realmente beneficia tu bienestar? La conexión entre la alimentación y la salud es mucho más profunda de lo que solemos imaginar. Aprender a identificar los alimentos que son aliados de una buena salud y aquellos que conviene evitar según tus necesidades particulares es clave para mejorar tu calidad de vida. Este tema, lejos de ser novedoso, ha sido objeto de estudio a lo largo de siglos. Desde tiempos remotos, distintas culturas han aprovechado el poder terapéutico de la nutrición para tratar enfermedades y fortalecer el cuerpo, dejando un legado lleno de sabiduría.

Los antiguos sistemas médicos, como la medicina tradicional china, las prácticas del antiguo Egipto, Grecia y Roma, junto con el Ayurveda de la India y los tratamientos indígenas de las Américas, exploraron las propiedades restauradoras de los alimentos naturales presentes en la dieta cotidiana. Este conocimiento, transmitido de generación en generación, se fundamentaba en la creencia de que los alimentos no solo nutren, sino que también protegen, alivian e incluso curan.

Durante mucho tiempo, la medicina convencional relegó estas ideas considerándolas supersticiones sin sustento científico. A pesar de ello, las prácticas tradicionales inspiraron estudios modernos que han confirmado lo que nuestros antepasados intuían: lo que comemos tiene un impacto directo, no solo en nuestra salud física, sino también en nuestro estado emocional. Investigaciones actuales han logrado identificar compuestos en los alimentos que poseen propiedades terapéuticas, capaces de prevenir enfermedades, aliviar síntomas y mejorar el bienestar.

Los investigadores han dedicado años a estudiar cómo ciertos alimentos fortalecen el organismo y lo protegen contra afecciones crónicas. Al analizar comunidades con baja incidencia de enfermedades, han encontrado patrones alimenticios que contrastan con aquellas que sufren mayores problemas de salud. Estas observaciones han permitido comprender cómo determinados nutrientes influyen en la vitalidad y la longevidad. Por ejemplo, ciertos alimentos ofrecen beneficios específicos: propiedades antiinflamatorias que alivian el dolor crónico y los problemas articulares, efectos antimicrobianos que refuerzan el sistema inmunitario, acciones anticoagulantes que mejoran la salud cardiovascular, efectos antihipertensivos que regulan la presión arterial y compuestos que mejoran el estado de ánimo, disminuyendo la ansiedad y favoreciendo el bienestar emocional.

Lo que decides poner en tu plato no solo afecta tus niveles de energía diaria, sino también tu capacidad para recuperarte, resistir enfermedades y disfrutar de una vida plena. En contraposición, descuidar la dieta o elegir alimentos poco saludables puede agravar problemas físicos, potenciar síntomas y perjudicar tu bienestar.

Es inspirador saber que cada día tienes la oportunidad de apostar por una vida más saludable con tus decisiones alimenticias. Aunque factores externos como el clima o la contaminación escapen a tu control, tu alimentación es una herramienta esencial para cuidar tu cuerpo. Con cada ingrediente que eliges, impactas positivamente tanto tu físico como tu mente.

Saber cuáles alimentos son los más apropiados para tus necesidades específicas y cuáles podrían afectar tu salud te permitirá adaptar tu estilo de vida para lograr el equilibrio perfecto. La nutrición, como la medicina original de la humanidad, no solo es una fuente de bienestar, sino también un puente hacia nuestras raíces, que nos prepara para un futuro lleno de posibilidades.

Con esta recopilación de conocimientos, te invito a descubrir cómo la nutrición puede convertirse en tu mejor aliada para aliviar enfermedades, fortalecer el cuerpo y disfrutar de una vida más feliz. ¿Estás dispuesta/o a iniciar este camino de aprendizaje y transformación? Tu bienestar está en tus manos y cada decisión en la cocina puede abrir la puerta a una salud más plena y sostenible.

Empieza hoy mismo: Nutre tu cuerpo, alimenta tu alma y vive con plenitud.

Alimentación y artrosis

Una de las claves más importantes para prevenir la aparición precoz de la artrosis, aliviar sus síntomas cuando ya ha comenzado, ralentizar su avance y promover la regeneración de los cartílagos es apostar por una alimentación equilibrada y consciente.

Conocer qué alimentos benefician a tu cuerpo y cuáles deberías evitar resulta esencial, ya que algunos pueden agravar el problema, mientras que otros pueden ayudarte significativamente a reducir los síntomas, ralentizar la progresión de la enfermedad e incluso contribuir a la regeneración del cartílago en cierta medida. Como suele decirse, la comida es tu mejor medicina, una afirmación que cobra especial relevancia en el cuidado de la artrosis.

Entre los nutrientes más destacados para proteger y mantener en óptimo estado los cartílagos, la salud ósea y los tejidos asociados como ligamentos, tendones y músculos, se encuentran el magnesio, los ácidos grasos omega-3, las proteínas y las vitaminas C, D y E, junto con otros minerales esenciales como fósforo, calcio y silicio. Estos elementos desempeñan un papel fundamental en el cuidado integral de tu cuerpo.

Si buscas una mejora más rápida en los síntomas, puedes complementar tu dieta con suplementos que contengan estos nutrientes. Es posible consumirlos individualmente o en combinaciones que incluyan varios de ellos. Además, será indispensable incorporar alimentos ricos en estas sustancias a tu dieta diaria. En el capítulo titulado "Otras alternativas", encontrarás una guía completa sobre cómo tomar estos suplementos de manera correcta, con las dosis recomendadas para maximizar sus beneficios.

La hidratación también juega un papel esencial. Es fundamental beber al menos 2 litros de agua al día, ya que los cartílagos y los tejidos circundantes necesitan mantenerse hidratados y lubricados para funcionar correctamente. Una dieta equilibrada, junto con una adecuada hidratación, puede marcar una gran diferencia en la reducción de los síntomas y en la mejora de tu calidad de vida.

Adoptar un estilo de vida saludable y consciente es, sin duda, un factor decisivo en el manejo de la artrosis. Desde evitar los factores que aceleran su desarrollo hasta aprender a gestionar los síntomas, una alimentación cuidada será tu mayor aliada.

Opta principalmente por alimentos frescos y naturales, libres de aditivos, conservantes y grasas saturadas. Asimismo, evita aquellos productos que contengan azúcares añadidos y edulcorantes, como los ultraprocesados y envasados. Una dieta basada en alimentos de calidad no solo ayudará a combatir la artrosis, sino que impactará de manera positiva en tu bienestar global.

Para ayudarte en este camino, encontrarás más adelante una lista detallada con alimentos recomendados y desaconsejados para quienes padecen artrosis. ¡No lo olvides! Pequeños ajustes en tu alimentación pueden transformarse en grandes mejoras para tu calidad de vida.

Alimentos que curan según la MTC

La Medicina Tradicional China (MTC), con su enfoque holístico y milenario, nos ofrece valiosas recomendaciones para cuidar nuestras articulaciones. A continuación, encontrarás una selección de alimentos, organizados alfabéticamente, que no solo favorecen la salud articular, sino que también ayudan a aliviar los síntomas asociados con la artrosis y promueven el bienestar desde una perspectiva integral.

Almendras

Este fruto seco es uno de los mejores para combatir la artrosis debido a su amplio contenido de nutrientes. Está cargado de magnesio, calcio, fósforo, potasio, vitamina E, selenio, omega 3 y ácido fólico, entre otros. Se recomienda consumir de 10 a 15 almendras al día, ya sea a media mañana o por la tarde.

Apio

El apio es un aliado para disolver el calcio inorgánico, conocido como el "malo", que se acumula en las articulaciones. Ayuda a mantenerlo disuelto hasta su eliminación a través de los riñones, lo que puede disminuir los síntomas de la artrosis. Se sugiere beber medio litro de jugo de apio al día, o un litro si se mezcla con zanahoria. Puedes encontrar más información sobre estos zumos en el capítulo dedicado a "Zumos y Jugos".

Cerezas

Si sufres de osteofitos, espolones o "picos de loro" en las articulaciones, las cerezas negras pueden ser de gran ayuda para disolverlos. Se recomienda consumir aproximadamente medio kilo de cerezas negras con el estómago vacío y no ingerir ningún otro alimento durante al menos 12 horas. En casos más graves, se puede repetir este proceso durante 1 a 3 días adicionales.

Melón

Para esta receta, necesitarás 100 gramos de semillas de melón y 500 ml de vino blanco. Debes moler las semillas del melón y macerarlas en el vino durante 10 días. Después, puedes tomar alrededor de 50 ml de esta preparación tres veces al día. El melón es conocido por sus propiedades antiinflamatorias y puede ayudar a aliviar los síntomas de la artrosis.

Nueces

Al igual que las almendras, las nueces son otro fruto seco altamente recomendado para mejorar la artrosis. Son ricas en magnesio, potasio, fósforo, calcio, selenio y omega 3, entre otros nutrientes beneficiosos. Se aconseja consumir alrededor de 10 nueces al día, ya sea a media mañana o por la tarde.

Estos alimentos pueden ser incorporados a tu dieta diaria para ayudar a aliviar los síntomas de la artrosis y promover una mejor salud articular.

Alimentos y bebidas aconsejados

Incorporar ciertos alimentos y bebidas en tu dieta puede ayudarte a reducir la inflamación, fortalecer las articulaciones y aliviar los síntomas de la artrosis. Aquí tienes una lista detallada:

- **Frutas y verduras**: Estos alimentos son fundamentales en una dieta para la artrosis debido a su contenido de antioxidantes, vitaminas y minerales. Las frutas y verduras de colores vibrantes, como las bayas, las uvas, las manzanas, las naranjas, las espinacas, las zanahorias y los pimientos, son especialmente beneficiosas. Estos alimentos ayudan a combatir la inflamación y a fortalecer el sistema inmunológico.

• **Pescados ricos en omega-3**: Los pescados grasos, como el salmón, la trucha, las sardinas y el atún, son ricos en ácidos grasos omega-3. Estos ácidos grasos tienen propiedades antiinflamatorias y ayudan a reducir los síntomas de la artrosis. Se recomienda consumir pescado al menos dos veces por semana.

• **Aceite de oliva**: El aceite de oliva virgen extra es una excelente opción para cocinar y aliñar alimentos en caso de artrosis. Contiene compuestos antioxidantes que ayudan a reducir la inflamación en el cuerpo. Se recomienda utilizarlo en lugar de otros aceites menos saludables.

• **Frutos secos y semillas**: Los frutos secos, como las nueces, las almendras y las avellanas, son ricos en grasas saludables, vitamina E y minerales como el magnesio. Las semillas, como las de chía, lino y calabaza, también son una buena fuente de ácidos grasos omega-3 y fibra. Estos alimentos promueven la salud articular y reducen la inflamación.

• **Legumbres**: Las legumbres, como los garbanzos, las lentejas y las alubias, son ricas en proteínas, fibra y minerales. Son una excelente fuente de nutrientes para las personas con artrosis y pueden ayudar a mantener un peso saludable, lo que reduce la carga en las articulaciones.

• **Cereales integrales**: Los cereales integrales, como la quinoa, el arroz integral y la avena, son ricos en fibra y nutrientes esenciales. Estos alimentos ayudan a regular el peso corporal y contribuyen a una mejor salud general, incluyendo la salud articular.

• **Productos lácteos bajos en grasa**: Los productos lácteos bajos en grasa, como el yogur, la leche desnatada y los quesos bajos en grasa, son una buena fuente de calcio y vitamina D. Estos nutrientes son esenciales para la salud ósea y pueden ayudar a prevenir la progresión de la artrosis.

- **Carnes magras:** Las carnes magras, como el pollo, el pavo y las carnes rojas magras, son una fuente de proteínas de alta calidad. La proteína es esencial para la reparación y regeneración de los tejidos, incluyendo el cartílago articular.

- **Especias antiinflamatorias:** Algunas especias, como la cúrcuma, el jengibre, el ajo y la canela, tienen propiedades antiinflamatorias y pueden ayudar a reducir los síntomas de la artrosis. Se pueden utilizar para sazonar los alimentos o añadir a las infusiones.

- **Agua:** Mantenerse hidratado es esencial para la salud articular. El agua ayuda a mantener los tejidos hidratados y a lubricar las articulaciones. Se recomienda beber al menos 8 vasos de agua al día.

Nutrientes clave

Además de los alimentos y bebidas recomendados, resulta esencial poner énfasis en la importancia de ciertos nutrientes específicos para promover la salud de las articulaciones, especialmente en casos de artrosis. Entre estos nutrientes destacan el magnesio, las proteínas, los ácidos grasos omega-3, las vitaminas C, D y E, el fósforo, el calcio y el silicio, todos ellos fundamentales para fortalecer los huesos, regenerar tejidos y reducir la inflamación.

- **Magnesio:** El magnesio desempeña un papel crucial en la salud ósea y articular, ya que ayuda a mantener la densidad ósea y promueve la absorción adecuada de calcio. Puedes encontrar magnesio en alimentos como nueces, semillas, legumbres y verduras de hoja verde.

- **Proteínas:** Las proteínas son esenciales para la regeneración del cartílago en la artrosis. Para asegurarte de obtener suficiente proteína, es recomendable incluir una porción en cada comida, especialmente en el desayuno y la cena. Puedes optar por pescado, huevos, carnes magras, jamón cocido, tofu, almendras y nueces.

- **Omega-3:** Los ácidos grasos omega-3, presentes en pescados grasos como el salmón, la trucha y las sardinas, tienen propiedades antiinflamatorias que ayudan a reducir los síntomas de la artrosis y promueven la salud articular. Se recomienda consumir pescado rico en omega-3 al menos dos veces por semana.

- **Vitaminas C, D y E**: Estas vitaminas también son importantes en la dieta para la artrosis. La vitamina C es un antioxidante que ayuda a proteger y reparar los tejidos, y se encuentra en frutas cítricas, bayas y vegetales de hoja verde. La vitamina D es esencial para la absorción de calcio y se puede obtener a través de la exposición solar y alimentos fortificados, como los lácteos bajos en grasa. La vitamina E, presente en aceites vegetales, frutos secos y semillas, tiene propiedades antiinflamatorias y antioxidantes.

- **Fósforo y calcio**: Son minerales esenciales para la salud ósea. Puedes encontrar fósforo en alimentos como productos lácteos, pescados, legumbres y nueces. El calcio se encuentra en lácteos bajos en grasa, como leche, yogur y quesos, así como en vegetales de hoja verde y alimentos fortificados.

- **Silicio**: Es un mineral que desempeña un papel en la formación de colágeno, el componente principal del cartílago. Se encuentra en alimentos como los cereales integrales, las verduras de raíz y vegetales de hoja verde.

Alimentos y bebidas a evitar

Si padeces artrosis, es importante saber que algunos alimentos y bebidas pueden agravar los síntomas o acelerar el progreso de esta condición. A continuación, se detalla lo que deberías limitar o evitar para proteger tus articulaciones y mejorar tu bienestar.

- **Alimentos procesados y ultraprocesados**: Los alimentos procesados, como las comidas rápidas, los snacks, los alimentos enlatados y los alimentos congelados preelaborados, suelen contener altas cantidades de grasas saturadas, grasas trans, azúcares añadidos y aditivos artificiales. Estos ingredientes pueden promover la inflamación en el cuerpo y empeorar los síntomas de la artrosis. Además de los ejemplos mencionados anteriormente, también es importante evitar productos como las papas fritas, los pasteles y galletas industriales, los cereales azucarados y las salsas comerciales.

- **Carnes rojas y embutidos**: Las carnes rojas, como la carne de res y el cerdo, tienden a ser ricas en grasas saturadas, que pueden promover la inflamación en el cuerpo. Los embutidos, como el salchichón, el chorizo y las salchichas, suelen contener altas cantidades de sodio y aditivos que pueden agravar los síntomas de la artrosis. Además de las carnes mencionadas anteriormente, se sugiere limitar el consumo de hamburguesas comerciales, tocino, salami y mortadela.

- **Alimentos fritos y grasas saturadas**: Los alimentos fritos, como las papas fritas y los alimentos rebozados, contienen altas cantidades de grasas saturadas y grasas trans. Estas grasas pueden promover la inflamación y agravar los síntomas de la artrosis. Además de los ejemplos mencionados anteriormente, es importante evitar alimentos como los nuggets de pollo fritos, los aros de cebolla fritos, los donuts y los pasteles fritos.

- **Bebidas azucaradas**: Las bebidas azucaradas, como los refrescos, los jugos comerciales y las bebidas energéticas, contienen altas cantidades de azúcares añadidos. Estos azúcares pueden promover la inflamación y contribuir al aumento de peso, lo que puede empeorar los síntomas de la artrosis. Además de los ejemplos mencionados anteriormente, se debe evitar el consumo de bebidas como los batidos de chocolate, los cócteles azucarados y los tés helados endulzados.

- **Alimentos ricos en sodio**: El consumo excesivo de sodio puede contribuir a la retención de líquidos y a la inflamación en el cuerpo. Se debe evitar el consumo excesivo de alimentos salados, como los alimentos enlatados, los embutidos, los snacks salados y las salsas comerciales. Además de los ejemplos mencionados anteriormente, es importante limitar el consumo de sopas enlatadas, caldos comerciales, aperitivos salados como las papas fritas y los frutos secos salados, y aderezos para ensaladas comerciales.

• **Gluten**: En algunos casos, las personas con artrosis pueden experimentar una sensibilidad al gluten, una proteína presente en el trigo, la cebada y el centeno. Esta sensibilidad puede empeorar la inflamación y los síntomas de la artrosis. Además de los alimentos mencionados anteriormente que contienen gluten, como el pan, la pasta y los cereales hechos con trigo, cebada o centeno, también se debe tener cuidado con otros productos que pueden contener gluten, como las salsas preparadas, los productos de panadería, las galletas y los productos de repostería.

Es importante tener en cuenta que cada persona es única y puede tener diferentes necesidades y tolerancias alimentarias.

Formas de cocinar y salud

Cocinar de manera saludable es esencial para todas las personas pero adquiere una mayor importancia a partir de los 40 años. A continuación, se presentan diversas técnicas de cocina, junto con sus beneficios y riesgos para la salud:

Formas más saludables de cocinar

• **Vapor**: El método de cocción al vapor es una excelente opción para preservar los nutrientes de los alimentos, ya que no se utilizan grasas adicionales. El vapor ayuda a mantener los alimentos tiernos y jugosos, y es una forma suave de cocinar que no contribuye a la formación de compuestos dañinos.

• **Asado al horno**: El asado al horno es una forma saludable de cocinar, ya que no requiere el uso de aceites añadidos. Puedes asar una variedad de alimentos, como verduras, pescado y pollo, para obtener una comida nutritiva y sabrosa.

• **Salteado ligero**: El salteado ligero implica cocinar los alimentos rápidamente a fuego alto con un poco de aceite saludable, como el aceite de oliva virgen extra de primera presión en frío. Esta técnica permite que los alimentos se cocinen rápidamente, conservando la textura y los nutrientes.

• **Hervido**: El hervido es una forma saludable de cocinar, especialmente para las verduras. Al hervir las verduras, se conservan los nutrientes y se obtiene una textura tierna. Es importante no cocinar en exceso para evitar la pérdida de nutrientes.

• **Horneado**: El horneado es una excelente forma de cocinar alimentos sin la necesidad de añadir aceites adicionales. Puedes hornear pescado, aves, vegetales y granos enteros para obtener platos saludables y deliciosos.

Formas menos saludables de cocinar

• **Fritura**: La fritura implica sumergir los alimentos en aceite caliente, lo cual aumenta la cantidad de grasas saturadas y calorías. Además, la fritura a altas temperaturas genera compuestos dañinos para la salud.

• **Empanado y rebozado**: El empanado y rebozado de alimentos aumenta la cantidad de calorías y grasas en un plato. Los alimentos empanados suelen absorber más aceite durante la cocción, lo que resulta en una comida menos saludable.

• **Salsas y aderezos cremosos**: Las salsas y aderezos cremosos a menudo contienen altas cantidades de grasas saturadas y calorías adicionales. Estas salsas pueden aumentar la inflamación y empeorar los dolores.

• **Parrilla a altas temperaturas**: Cocinar los alimentos a altas temperaturas en la parrilla puede generar compuestos dañinos, como hidrocarburos aromáticos policíclicos y aminas heterocíclicas, que se han relacionado con un mayor riesgo de cáncer. Además, la carne a la parrilla suele generar compuestos inflamatorios.

Recuerda que la forma en que cocines los alimentos puede tener un impacto en su valor nutricional y en cómo afectan a tu cuerpo. Es importante elegir métodos de cocción saludables para maximizar los beneficios de los alimentos y reducir los posibles efectos negativos.

Apoyo para la artrosis: Recetas fáciles y deliciosas

Descubre una selección de recetas rápidas, sencillas y saludables, diseñadas especialmente para apoyar la salud de tus articulaciones en casos de artrosis. Cada plato combina sabor y nutrientes clave para tu bienestar. ¡Anímate a probarlas y disfruta cuidándote!

Desayunos

1. Batido de frutas y vegetales: Mezcla espinacas, plátano, piña, jengibre fresco y agua en una licuadora hasta obtener una consistencia suave.

2. Tazón de yogur y frutas: Combina yogur griego bajo en grasa con bayas frescas, nueces y semillas de chía. Puedes agregar un poco de miel si deseas más dulzor.

3. Tortilla de claras de huevo: Prepara una tortilla con claras de huevo y añade espinacas, champiñones y queso bajo en grasa. Sirve con una rebanada de pan integral.

4. Avena con frutas: Cocina avena en leche baja en grasa y agrégale frutas frescas como plátano, manzana o bayas. Puedes endulzar con un poco de miel o stevia.

5. Panqueques de avena: Mezcla avena molida, claras de huevo, canela y esencia de vainilla. Cocina la mezcla en una sartén antiadherente y sirve con frutas y yogur.

6. Tostadas de aguacate: Tuesta pan integral y úntalo con aguacate machacado. Agrega rodajas de tomate y espolvorea con semillas de chía.

7. Pan de plátano: Prepara un delicioso pan de plátano

utilizando plátanos maduros, harina integral, huevos, aceite de coco y endulzantes naturales como la miel o el jarabe de arce.

8. Yogur con granola casera: Combina yogur bajo en grasa con una porción de granola casera hecha con avena, frutos secos, semillas y un toque de miel.

9. Huevos revueltos con espinacas: Saltea espinacas en una sartén con un poco de aceite de oliva y luego agrega los huevos batidos. Cocina hasta que los huevos estén listos y sírvelos con una rebanada de pan integral.

Almuerzos

1. Ensalada de salmón: Combina hojas verdes (espinacas, rúcula, lechuga) con salmón a la parrilla, aguacate, nueces y vinagreta de limón.

2. Pollo al horno con vegetales asados: Marina pechugas de pollo en una mezcla de aceite de oliva, jugo de limón, ajo y hierbas. Luego, ásalas en el horno junto con tus vegetales favoritos, como zanahorias, calabacines y pimientos. Sirve con arroz integral.

3. Sopa de lentejas: Prepara una deliciosa sopa de lentejas con vegetales como zanahorias, apio y cebolla. Puedes agregar especias como cúrcuma y jengibre, conocidas por sus propiedades antiinflamatorias.

4. Ensalada de quinoa y vegetales: Cocina quinoa y mézclala con vegetales frescos como tomate, pepino, pimiento y hojas verdes. Agrega aderezo de limón y aceite de oliva.

5. Filete de salmón con ensalada de aguacate y tomate: Asa un filete de salmón al horno o a la parrilla y sírvelo con una ensalada de aguacate y tomate.

6. Enchiladas de pollo y verduras: Rellena tortillas de maíz con pollo desmenuzado, espinacas y pimientos. Cubre con salsa de tomate y hornea hasta que estén doradas y burbujeantes.

7. Pescado a la parrilla con ensalada de quinoa: Asa a la parrilla un filete de pescado como el mero o la lubina, y sírvelo con una ensalada de quinoa, pepino, tomate y cilantro. Aliña con jugo de limón y aceite de oliva.

8. Wraps de pollo y aguacate: Envuelve pechugas de pollo a la parrilla, rodajas de aguacate, lechuga y tomate en tortillas de trigo integral. Añade un poco de yogur griego bajo en grasa como aderezo.

9. Bowl de arroz integral con vegetales salteados: Cocina arroz integral y sírvelo en un tazón con vegetales salteados como brócoli, champiñones y zanahorias. Añade una proteína magra como pollo o tofu si lo deseas.

10. Espaguetis de calabacín con salsa marinara: Utiliza un espiralizador para hacer espaguetis de calabacín y cocínalos al vapor. Sírvelos con salsa marinara casera y añade albóndigas de pavo para obtener una opción aún más nutritiva.

11. Ensalada de garbanzos: Combina garbanzos cocidos con pepino, tomate, cebolla roja y perejil fresco. Aliña con jugo de limón, aceite de oliva y especias como comino y pimentón.

12. Tacos de pavo: Saltea pavo molida magra con cebolla, pimientos y especias como chile en polvo, comino y orégano. Sirve en tortillas de maíz y agrega ingredientes frescos como aguacate, cilantro y salsa de yogur.

13. Pechuga de pollo a la plancha con puré de coliflor: Cocina una pechuga de pollo a la plancha sazonada con hierbas y especias al gusto. Sirve con puré de coliflor, que puedes hacer hirviendo la coliflor y luego triturándola hasta obtener una consistencia suave.

14. Salteado de tofu y vegetales: Saltea tofu firme cortado en cubos con brócoli, zanahorias, pimientos y cebolla. Añade salsa de soja baja en sodio y jengibre fresco rallado para darle sabor.

15. Sopa de verduras y lentejas: Prepara una sopa reconfortante con caldo de verduras, lentejas, apio, zanahorias y tomates. Agrega hierbas y especias como perejil, tomillo y pimienta negra para realzar el sabor.

Recuerda adaptar las recetas según tus preferencias y necesidades dietéticas. ¡Espero que disfrutes de estas opciones para tus almuerzos saludables!

Meriendas

1. Palitos de zanahoria y hummus: Corta zanahorias en palitos y sírvelos con hummus casero o comprado sin aditivos.

2. Rollitos de jamón y queso: Envuelve lonchas de jamón bajo en sodio alrededor de palitos de queso bajo en grasa.

3. Batido de proteínas y frutas: Mezcla proteína en polvo (como suero de leche o proteína vegetal) con leche baja en grasa, plátano y bayas.

4. Puñado de frutos secos: Opta por una mezcla de nueces, almendras y pistachos para obtener grasas saludables y nutrientes.

5. Rodajas de pepino con queso cottage: Corta rodajas de pepino y sírvelas con queso cottage bajo en grasa. Agrega un poco de pimienta negra molida para darle sabor.

6. Smoothie verde: Mezcla espinacas, piña, plátano, leche de almendras y un poco de jengibre en una licuadora hasta obtener una consistencia suave.

7. Rollitos de lechuga: Envuelve rebanadas de pavo bajo en sodio, aguacate y tomate en hojas de lechuga para obtener un bocadillo ligero y refrescante.

8. Muffins de huevo y vegetales: Mezcla claras de huevo con verduras picadas como pimientos, espinacas y cebolla. Vierte la mezcla en moldes para muffins y hornea hasta que estén firmes.

9. Batido de proteínas y mantequilla de maní: Mezcla proteína en polvo, leche baja en grasa, plátano y una cucharada de mantequilla de maní natural en una licuadora hasta obtener una mezcla suave y cremosa.

Cenas

En cuanto a la cena, si además, deseas perder peso, puedes optar por una cena más ligera basada en proteínas. La proteína es saciante y ayuda a controlar el apetito. Sin embargo, es importante recordar que es recomendable una pérdida de peso gradual, y es necesario mantener una dieta equilibrada y variada.

1. Salmón a la parrilla con espárragos: Asa un filete de salmón al grill y acompáñalo con espárragos también asados a la parrilla. Puedes aliñar con un poco de jugo de limón y hierbas frescas.

2. Ensalada de pollo y aguacate: Mezcla pollo a la parrilla cortado en trozos, aguacate en cubitos, tomate cherry y hojas verdes. Aliña con una vinagreta ligera de tu elección.

3. Tacos de camarones: Saltea camarones en una sartén con un poco de aceite de oliva y ajo. Sirve en tortillas de maíz y agrega repollo rallado, cilantro y una salsa de yogur con limón.

4. Berenjenas rellenas de quinoa y vegetales: Corta una berenjena por la mitad y ásala en el horno. Mientras tanto, cocina quinoa y saltea vegetales como pimientos, calabacines y champiñones. Rellena la berenjena con la mezcla de quinoa y vegetales.

5. Pollo al curry con verduras: Saltea trozos de pollo con curry en polvo y añade vegetales como pimientos, zanahorias y cebolla. Agrega leche de coco y deja cocinar hasta que los sabores se mezclen.

6. Pavo al horno con batatas: Prepara una pechuga de pavo al horno sazonada con hierbas como tomillo, romero y ajo en polvo. Acompaña con batatas asadas al horno, cortadas en rodajas y sazonadas con sal y pimienta.

7. Ensalada de salmón y quinoa: Combina salmón a la parrilla desmenuzado con quinoa cocida, espinacas, tomates cherry y aguacate. Aliña con una vinagreta de mostaza y miel.

8. Pollo a la plancha con vegetales al vapor: Cocina una pechuga de pollo a la plancha sazonada con pimienta y pimentón. Sirve con una variedad de vegetales al vapor como brócoli, zanahorias y coliflor.

9. Rollitos de lechuga con carne molida: Saltea carne molida magra con cebolla, ajo y especias como comino y pimentón. Sirve en hojas de lechuga y agrega rodajas de pepino, zanahoria rallada y una salsa de yogur griego.

10. Sopa de pollo y vegetales: Prepara una sopa reconfortante con caldo de pollo bajo en sodio, trozos de pollo, zanahorias, apio, cebolla y espinacas. Añade hierbas como perejil y tomillo para realzar el sabor.

11. Tostadas de aguacate y salmón: Tuesta rebanadas de pan integral y úntalas con aguacate machacado. Luego, coloca rodajas de salmón ahumado encima y agrega un poco de jugo de limón y eneldo fresco.

12. Ensalada de pollo y quinoa: Combina trozos de pollo a la parrilla, quinoa cocida, espinacas, arándanos secos y nueces picadas. Aliña con una vinagreta de mostaza y miel.

13. Pescado al horno con verduras asadas: Hornea un filete de pescado como el bacalao o la lubina, sazonado con limón, ajo y hierbas frescas. Acompaña con una mezcla de vegetales asados como calabacín, pimientos y cebolla.

14. Wraps de pollo y hummus: Envuelve pechugas de pollo a la parrilla en tortillas de trigo integral con hummus casero, espinacas frescas y rodajas de tomate. Agrega una pizca de comino para darle un toque de sabor.

15. Sopa de lentejas y verduras: Prepara una sopa nutritiva con lentejas, zanahorias, apio, cebolla y tomates enlatados. Añade especias como cúrcuma, pimienta de cayena y una pizca de sal.

16. Pollo al curry con arroz integral: Saltea trozos de pechuga de pollo en una sartén con curry en polvo, cebolla y ajo. Sirve sobre un lecho de arroz integral cocido y acompaña con espinacas salteadas.

17. Ensalada de garbanzos y vegetales asados: Combina garbanzos cocidos, pimientos asados, berenjena asada y tomates cherry en una ensalada. Aliña con una vinagreta de limón y hierbas frescas como albahaca o perejil.

18. Tacos de pescado con salsa de yogur: Marina filetes de pescado blanco en jugo de limón, ajo y especias como comino y paprika. Cocínalos a la parrilla y sirve en tortillas de maíz con repollo rallado y una salsa de yogur con cilantro.

19. Berenjenas gratinadas con queso feta: Corta berenjenas en rodajas y ásalas en el horno. Luego, coloca capas de berenjena en un molde para horno, agregando tomates en rodajas, queso feta desmenuzado y hierbas como orégano y albahaca. Gratina hasta que el queso se derrita.

20. Sopa de calabaza y jengibre: Cocina calabaza en trozos con jengibre fresco rallado y caldo de verduras. Luego, licúa la sopa hasta obtener una consistencia suave y cremosa. Agrega una pizca de canela antes de servir.

Recuerda adaptar las recetas a tus preferencias y necesidades dietéticas.

ZUMOS Y JUGOS

Los alimentos crudos, también llamados alimentos 'vivos', son una fuente excepcional de vitaminas, minerales, fibra, oligoelementos, enzimas y otros compuestos beneficiosos que protegen nuestra salud. Incorporarlos en la rutina alimentaria no solo ayuda a prevenir enfermedades, sino que también mejora síntomas asociados con diversos trastornos, retrasa el envejecimiento, regula la flora intestinal y aporta energía y vitalidad.

Además de consumir ensaladas, frutas enteras y frutos secos, una de las formas más sencillas y cómodas de garantizar este aporte diario es mediante la preparación de zumos, batidos y jugos caseros. Estas bebidas son una alternativa ideal para quienes no disfrutan de consumir frutas y verduras directamente, ofreciendo una manera deliciosa y nutritiva de integrar estos alimentos esenciales. En un mundo dominado por alimentos ultraprocesados y toxinas, necesitamos más que nunca buenos nutrientes que favorezcan la desintoxicación del organismo y mantengan la salud en equilibrio.

Una práctica común entre muchas personas es utilizar solo frutas para preparar sus zumos y batidos, pasando por alto las extraordinarias propiedades de las verduras y hortalizas. Incorporarlas no solo aporta variedad y mayor valor nutricional, sino que también potencia los beneficios de estas preparaciones, que destacan por sus capacidades antioxidantes, remineralizantes, tonificantes y alcalinizantes. Estas cualidades ayudan a equilibrar el organismo, rejuvenecer las células y mejorar el bienestar general. Además, incluir verduras y hortalizas permite reducir el índice glucémico, aumentar la sensación de saciedad y optimizar los beneficios para la salud.

Es importante destacar que la mayoría de los zumos disponibles en supermercados y tiendas están lejos de ser opciones saludables. Normalmente, estos productos industriales contienen cantidades excesivas de azúcares añadidos, edulcorantes, conservantes y otros aditivos químicos que resultan perjudiciales. Por otro lado, los procesos de pasteurización eliminan gran parte de las vitaminas y enzimas esenciales, y muchas carecen de fibra debido a su alto nivel de refinamiento. En muchos casos, contienen muy poca fruta real, convirtiéndose así en productos altamente procesados y carentes de valor nutricional.

Otro aspecto preocupante es su elevado índice glucémico, capaz de provocar picos de azúcar en la sangre, favorecer el aumento de peso y generar alteraciones metabólicas a largo plazo. Por estas razones, la mejor manera de disfrutar de zumos y batidos saludables es elaborarlos en casa, empleando ingredientes frescos, naturales y de calidad, garantizando así una bebida rica en nutrientes y beneficios reales para nuestro cuerpo.

Para mantener un cuerpo sano y lleno de energía, incorporar la ingesta diaria de zumos frescos de frutas, verduras y hortalizas es una práctica ideal. La amplia variedad de combinaciones posibles no solo proporciona sabor y frescura, sino que también ofrece ventajas específicas para afecciones como la artritis, gracias a nutrientes clave que favorecen el bienestar integral. Convertir esta costumbre en un hábito cotidiano puede transformar tu salud, revitalizarte y mejorar tu calidad de vida. ¡Atrévete a probarlo y siente la diferencia!

Zumos y jugos: Descubre su poder

Incluir licuados o batidos en tu alimentación diaria puede ser una excelente manera de mejorar tu salud y bienestar. Estos son algunos de sus beneficios más destacados:

- **Cumplimiento de la ingesta recomendada de frutas y verduras**: Los licuados y batidos son una forma práctica y deliciosa de alcanzar las 5 raciones diarias recomendadas de frutas y verduras, asegurando una amplia gama de nutrientes esenciales para nuestro cuerpo.

- **Fácil asimilación y digestión**: Al estar en forma líquida, se digieren con mayor facilidad y permiten la rápida absorción de nutrientes, siendo ideales para personas con sensibilidad o problemas digestivos.

- **Complemento vitamínico y mineral**: Elaborados con frutas y verduras frescas, los licuados y batidos son una excelente fuente de vitaminas y minerales esenciales para el funcionamiento óptimo de nuestro organismo.

- **Depuración y desintoxicación del organismo**: Ingredientes como hojas verdes y antioxidantes naturales favorecen la eliminación de toxinas, promoviendo la salud celular y una limpieza interna efectiva.

- **Equilibrio del pH corporal**: Gracias a alimentos alcalinos, los licuados y batidos ayudan a estabilizar el pH del cuerpo, contribuyendo a prevenir enfermedades y fomentar el bienestar.

- **Reducción de la inflamación**: Ingredientes con propiedades antiinflamatorias como el jengibre, la cúrcuma o las hojas verdes ayudan a combatir la inflamación y cuidar de nuestro bienestar general.

- **Sustitución de una comida completa**: Combinar proteínas, grasas saludables y carbohidratos complejos convierte a los batidos en una opción equilibrada y nutritiva para reemplazar una comida completa, promoviendo saciedad y energía sostenida.

- **Mantenimiento del peso ideal**: Su bajo contenido calórico y alta concentración de nutrientes favorecen una alimentación equilibrada, ayudándote a controlar el apetito y alcanzar tu peso ideal.

- **Mejora la salud y belleza de la piel**: Vitaminas como la A y la C contenidas en los ingredientes frescos contribuyen a una piel radiante, saludable y bien hidratada.

- **Retraso del envejecimiento celular**: Los antioxidantes

presentes en los ingredientes combaten el daño oxidativo, ayudando a preservar una apariencia más juvenil y protegiendo las células de nuestro cuerpo.

• **Aporte de energía y vitalidad**: Los licuados y batidos pueden incluir superalimentos que otorgan un impulso de energía duradero, manteniéndote activo y revitalizado durante todo el día.

En conclusión, los licuados y batidos son una opción nutritiva, práctica y versátil para incorporar en tu alimentación. Además de facilitar el consumo diario de frutas y verduras, ofrecen una variedad de beneficios para tu salud y bienestar general, todo ello de una manera deliciosa y fácil de disfrutar.

Diferencias entre los zumos caseros y los comerciales

Hoy en día, resulta complicado distinguir qué alimentos realmente benefician nuestra salud. La variedad en los supermercados es abrumadora, con estantes repletos de opciones atractivas y envases llamativos que prometen ser naturales y saludables. A menudo, la publicidad y el diseño captan nuestra atención, pero ¿estamos comprando auténticas bebidas naturales a base de frutas y/o verduras? ¿Sabes cuáles son las principales diferencias entre un preparado casero y las opciones industriales? ¿Es verdad que los productos envasados son tan nutritivos como aparentan? Si dedicas unos minutos a leer detenidamente sus ingredientes y analizar su composición, podrías llevarte más de una sorpresa.

Hace algunos años, se establecieron regulaciones internacionales para definir los estándares que cada bebida a base de frutas debe cumplir, especificando las características precisas de cada tipo de producto. En las próximas líneas, exploraremos estos aspectos y aclararemos las diferencias esenciales.

• **Zumo de fruta**
Esta bebida se elabora a partir de frutas frescas, refrigeradas o congeladas, sin pasar por procesos de fermentación. Puede incluir la pulpa de la fruta extraída por separado y, en algunos

casos, estar compuesta por una mezcla de varias frutas. En su etiqueta debe especificarse la composición en orden decreciente, incluyendo el porcentaje de cada una.

A menudo se somete a tratamientos de esterilización o pasteurización para prolongar su vida útil y evitar la necesidad de refrigeración. Sin embargo, este proceso conlleva una pérdida significativa de nutrientes esenciales, como vitaminas y enzimas. Además, carece de la fibra natural presente en las frutas enteras.

- **Zumo a partir de concentrados**

Se elabora reconstituyendo zumos concentrados mediante la mezcla con agua. Para obtener el concentrado, se extrae el jugo natural de la fruta mediante evaporación u otros procesos físicos. En este punto, pueden añadirse aromas o pulpa de frutas similares para recuperar parte del sabor.

Aunque es una opción extendida, durante su elaboración se pierden enzimas, la mayoría de las vitaminas, parte de los minerales y la fibra que caracteriza a la fruta natural.

- **Zumo de fruta deshidratado o en polvo**

En este caso, se elimina el agua de las frutas para obtener un producto seco en forma de polvo, que posteriormente puede rehidratarse añadiendo agua o comercializarse directamente en esta presentación. Este proceso también implica la pérdida de enzimas, vitaminas, minerales y fibra.

- **Néctar de fruta**

No corresponde a un zumo en sentido estricto, sino a una bebida preparada con concentrado de frutas, agua y azúcares o edulcorantes. Su perfil nutricional es bastante pobre en comparación con las frutas naturales, y habitualmente se le añaden aditivos para mejorar el sabor, el color o garantizar su conservación.

- **Bebidas con zumo**

Estas mezclas combinan diversas frutas, pero el porcentaje real de zumo es muy bajo. En su mayoría, estas bebidas carecen de los nutrientes naturales de la fruta, porque están compuestas principalmente de agua, aromas, colorantes y edulcorantes.

- **Bebidas de zumo con leche**

Aunque incluyen zumo de frutas, este generalmente proviene de concentrados y en cantidades mínimas. Se combinan con leche, agua, aromas y otros ingredientes. Estas bebidas no pueden calificarse como auténticos zumos, y las vitaminas presentes suelen añadirse artificialmente durante el proceso de elaboración para compensar la pérdida de nutrientes en los pasos previos.

- **Jugos de hortalizas y/o verduras**

Elaborados a través de procesos industriales, estos productos obtienen el líquido de verduras y hortalizas mediante métodos de extracción específicos. Pueden incluir adicionados de pulpa o purés de vegetales procesados, además de mezclas de diferentes variedades para crear perfiles más equilibrados o atractivos.

Por lo general, estos jugos están sometidos a tratamientos como la pasteurización o la esterilización, lo que extiende su vida útil y evita la necesidad de refrigeración. Sin embargo, estos procesos suelen reducir la concentración de nutrientes esenciales como vitaminas y fitonutrientes. También carecen de fibra natural, y en algunos casos se añaden conservantes, sal o potenciadores del sabor que alteran su valor nutricional.

- **Batidos comerciales**

Los batidos industriales mezclan frutas, hortalizas y/o verduras en forma de purés o concentrados con agua, leche, bebidas vegetales u otros líquidos. Su textura es más espesa que la de los jugos porque suelen incluir mayor proporción de pulpa o ingredientes ricos en fibra.

Para mejorar su aspecto, sabor y durabilidad, los batidos comerciales pueden contener azúcares añadidos, conservantes, colorantes y aromas que alteran la composición natural del producto. Además, suelen ser sometidos a procesos como la pasteurización o esterilización térmica para garantizar su conservación a temperatura ambiente. Esto también puede impactar los nutrientes originales, afectando su calidad nutricional.

Ventajas de los zumos y jugos caseros

Después de descubrir qué contienen realmente los preparados comerciales, resulta evidente que prepararlos en casa tiene muchísimas ventajas. A continuación se presentan las principales:

- **Control total de los ingredientes**: Al preparar nuestros propios zumos, tenemos la certeza de los ingredientes que usamos. Sin aditivos innecesarios, sin conservantes y, sobre todo, sin sorpresas desagradables.

- **Variedad y creatividad**: Podemos elegir nuestras frutas y verduras favoritas, experimentar con combinaciones o aprovechar todo lo que esté de temporada. Esto no solo trae una explosión de sabores diferentes, sino también un aumento en los beneficios nutricionales.

- **Aroma y sabor auténtico**: Los zumos caseros destacan por mantener el aroma y sabor genuino de las frutas y verduras frescas. Nada se compara con disfrutar de un zumo recién hecho, lleno de frescura natural.

- **Retención máxima de nutrientes**: Vitaminas, minerales, enzimas naturales, antioxidantes y otros nutrientes permanecen intactos cuando preparamos los zumos en casa. Esto amplifica los beneficios para nuestra salud de forma significativa.

- **Productos de calidad**: Tenemos la libertad de escoger ingredientes frescos, de temporada y en su mejor punto de maduración. Esto garantiza no solo un sabor óptimo, sino también una calidad nutricional insuperable.

- **Ventajas de los alimentos de temporada**: Consumir frutas y verduras de temporada es una decisión sostenible, saludable y económica. Estas opciones suelen tener más sabor y valor nutricional, además de ser más accesibles para el bolsillo.

- **Personalización total**: Dependiendo del método que usemos (licuadora o batidora), podemos elegir entre un zumo más claro y ligero, o uno más consistente con mayor contenido de fibra. Esto permite adaptarlos a nuestras necesidades.

• **Una opción saludable para los más pequeños**: Los zumos caseros son una excelente forma de incluir frutas y verduras en la dieta de los niños, especialmente si no les gustan. Con creatividad en sabores y presentaciones, se pueden hacer irresistibles para ellos.

En resumen, preparar nuestros propios zumos ofrece muchas ventajas: mayor control sobre los ingredientes, conservación de los nutrientes y adaptación a nuestras preferencias. Además, es una manera sencilla y práctica de fomentar una alimentación saludable para toda la familia.

Posibles efectos adversos

Si padeces **gastritis, colitis, SIBO, colon irritable o estreñimiento**, es fundamental tomar ciertas precauciones al preparar tus licuados o batidos. Estas recomendaciones te permitirán disfrutar de sus beneficios sin agravar tus síntomas:

• **Utiliza una licuadora en lugar de una batidora**: En casos de patologías digestivas, es preferible optar por una licuadora para preparar tus zumos. Esto ayuda a eliminar gran parte de la fibra de los ingredientes, ofreciendo un líquido más suave para el sistema digestivo.

• **Modera la cantidad de fibra**: Aunque la fibra aporta múltiples beneficios, un consumo excesivo puede causar gases, hinchazón abdominal o estreñimiento, especialmente en personas con problemas digestivos. Por eso, es crucial controlar la cantidad de fibra en tus licuados, evitando ingredientes como pulpa de frutas, semillas y cereales integrales.

• **Introduce los zumos de forma gradual**: Si no estás seguro/a de cómo reaccionará tu cuerpo a los licuados y batidos, comienza con pequeñas cantidades. Esto te permitirá evaluar su impacto en tu digestión y ajustar las recetas según tu necesidad.

- **Consúmelos preferiblemente con el estómago vacío**: Para favorecer la asimilación de nutrientes y optimizar la digestión, lo ideal es tomar los zumos con el estómago vacío. Esto reduce el riesgo de molestias digestivas y te permite aprovechar mejor sus beneficios.

- **Adapta las recetas según tus necesidades**: Cada organismo es único, y la forma en que reaccionamos a los alimentos puede variar. Por eso, escucha a tu cuerpo, ajusta tus combinaciones de ingredientes y elige aquellos que te sienten mejor.

Cuándo tomar los zumos, batidos y jugos

Existen varias formas de consumirlos, dependiendo de tus objetivos y rutina diaria. Aquí se presentan tres opciones recomendadas:

- **Por la mañana, en ayunas**: Comienza tu día seleccionando una receta de zumo o jugo y consúmelo antes de ingerir cualquier otro alimento. Tomarlo en ayunas favorece una mejor absorción de los nutrientes y contribuye a estimular el sistema digestivo, preparándolo para el resto del día.

- **Con el estómago vacío, antes de las comidas**: Tomar un zumo o jugo unos 30 minutos antes de las comidas principales es ideal para aprovechar al máximo sus beneficios. Consumirlo con el estómago vacío mejora la digestión y la absorción de los nutrientes, ayudando a optimizar tu bienestar.

- **Ayuno a base de zumos**: Realizar un ayuno de varios días exclusivamente con zumos y jugos puede ayudarte a alcanzar objetivos de salud específicos o depurar el organismo. Selecciona entre 2 y 3 recetas variadas para garantizar una alimentación equilibrada y nutritiva durante el proceso, cuidando siempre las necesidades de tu cuerpo.

Consejos de preparación

Preparar zumos frescos es una manera sencilla y saludable de aprovechar al máximo los nutrientes presentes en frutas y verduras. Si deseas optimizar el proceso y garantizar seguridad, aquí tienes algunas recomendaciones:

- **Prioriza los ingredientes biocultivados**: Siempre que sea posible, selecciona frutas y verduras de origen biológico. Esto asegura un consumo libre de pesticidas y sustancias químicas dañinas, promoviendo una dieta más saludable.

- **Lava bien los ingredientes**: Lava cuidadosamente frutas y hortalizas para eliminar restos de tierra, microorganismos y pesticidas. Además, retira las zonas dañadas o con moho para evitar cualquier tipo de contaminación en el zumo.

- **Corta en trozos pequeños**: Facilita el trabajo de la licuadora cortando los ingredientes en piezas pequeñas. Esto garantiza una textura más homogénea y acelera el proceso de preparación.

- **Adapta ingredientes con bajo contenido de agua**: Frutas y verduras con poca agua, como plátanos y aguacates, suelen necesitar una mezcla previa. Prepara primero el líquido con ingredientes más jugosos y luego agrega las frutas más sólidas utilizando una batidora.

- **Pela ciertas frutas**: Es importante pelar frutas cítricas como naranjas y pomelos, ya que su piel contiene compuestos tóxicos. Sin embargo, deja la parte blanca (albedo), que es rica en nutrientes. También, frutas tropicales como papaya y kiwi deben pelarse al ser cultivadas en regiones con regulaciones menos estrictas sobre sustancias químicas.

- **Retira las pepitas**: Las pepitas de manzana contienen trazas de cianuro y deben eliminarse antes de preparar el zumo. Por el contrario, las semillas de uvas, melón, lima y limón no representan ningún riesgo y pueden incluirse para aprovechar sus propiedades.

- **Aprovecha los tallos y hojas**: En general, las hojas y tallos de los alimentos pueden ser incorporados al zumo, aportando nutrientes extras. Sin embargo, es esencial retirar las hojas de zanahoria y ruibarbo, ya que contienen compuestos tóxicos perjudiciales para la salud.

- **Consume el zumo recién preparado**: Para preservar al máximo los nutrientes y evitar la oxidación, el zumo debe consumirse justo después de prepararlo. Así disfrutarás de todas sus propiedades intactas.

- **Retira hojas amargas de apio**: Las hojas de apio, cuando tienen un sabor amargo, pueden alterar el resultado final. Retíralas antes de incluir el tallo en el zumo para obtener un sabor más equilibrado y agradable.

Recomendaciones generales

Los licuados y batidos son una excelente alternativa saludable, pero para sacar el máximo provecho de ellos es fundamental tener en cuenta ciertos aspectos. A continuación, se comparten algunas recomendaciones clave:

- **Consumo moderado de frutas**: Las frutas son una fuente maravillosa de nutrientes, pero contienen fructosa, el azúcar natural presente en ellas. Consumirlas en exceso puede ser perjudicial para nuestra salud. Por eso, es importante mantener un equilibrio y moderar su consumo a lo largo del día. Además, se recomienda evitar su ingesta durante la noche, ya que el cuerpo podría metabolizarlas de manera menos eficiente.

- **Opta por frutas de temporada**: Las frutas de temporada suelen ser más nutritivas, tienen un sabor mucho más intenso y además son más económicas. Una opción perfecta para sacar el máximo beneficio.

- **Elige combinaciones adecuadas**: No todas las frutas se complementan bien entre sí. Antes de preparar tu licuado o batido, investiga cuáles son las combinaciones más compatibles para lograr un buen equilibrio de sabor y obtener los beneficios nutricionales deseados.

- **Cantidad moderada de ingredientes**: Los mejores licuados o batidos suelen ser los más simples. La sobrecarga de ingredientes o cantidades excesivas puede provocar gases o malestar digestivo. Sigue las recetas recomendadas y procura ser prudente con las cantidades.

• **Incluye hojas verdes o verduras**: Añadir hojas verdes como espinacas, col (kale) o incluso otras verduras como pepino es una excelente manera de reducir el índice glucémico de tu bebida y, al mismo tiempo, obtener un aporte extra de nutrientes esenciales para tu organismo.

• **Endulzantes naturales, pero con moderación**: Disfrutar el sabor natural de los ingredientes es ideal, pero si consideras necesario endulzar tu bebida, recurre a opciones naturales como la miel pura de abeja o la stevia 100% natural. Eso sí, emplea pequeñas cantidades para mantener los valores nutricionales en equilibrio.

• **Mastica incluso los líquidos**: Aunque los licuados son líquidos, tomarte un momento para "masticarlos" favorece la segregación de enzimas digestivas, ayudando a mejorar la absorción de nutrientes y evitando problemas como gases, inflamación o indigestión.

• **Conservación adecuada**: Los licuados y batidos son mejores recién preparados, pero si no puedes consumirlos de inmediato, guárdalos en un recipiente oscuro y hermético en el refrigerador. También puedes congelarlos en porciones individuales para consumirlos más adelante.

• **Hazlo divertido y personalizado**: Para hacer que los batidos sean más atractivos, especialmente para los niños, congélalos en moldes con formas divertidas. Así convertirás una bebida saludable en un momento entretenido y delicioso.

Al preparar y disfrutar de licuados o batidos, estas recomendaciones te ayudarán a sacarles el máximo provecho. Aunque las recetas incluidas en este libro han sido creadas para facilitar una correcta asimilación, no olvides que cada persona es única y algunas opciones podrían no ser ideales para todos. Experimenta con diferentes combinaciones y ajusta las recetas según tus necesidades, gustos y bienestar personal.

Recetas sugeridas
- **Zumo de piña, naranja, kiwi y zanahoria**

Ingredientes:
- 1 rodaja de piña
- 1 naranja
- 1 kiwi
- 1 zanahoria
- 1 taza de espinacas
- 1 trozo pequeño de jengibre fresco

Instrucciones:
1. Lava bien la piña, la naranja, el kiwi, la zanahoria, las espinacas y el jengibre.
2. Pela la piña y córtala en trozos más pequeños.
3. Exprime el jugo de la naranja.
4. Pela y corta el kiwi en rodajas.
5. Pela la zanahoria y córtala en rodajas.
6. Agrega la piña, el jugo de naranja, el kiwi, la zanahoria, las espinacas y el jengibre en una licuadora.
7. Licúa hasta obtener una mezcla suave y homogénea.
8. Si deseas una consistencia más líquida, puedes agregar un poco de agua.
9. Sirve el zumo fresco en un vaso y disfrútalo de inmediato.

Esta receta combina ingredientes ricos en antioxidantes, como la piña, el kiwi y la naranja, que ayudan a reducir la inflamación relacionada con la artrosis. La zanahoria y las espinacas aportan vitaminas y minerales importantes para la salud articular, mientras que el jengibre tiene propiedades antiinflamatorias.

- **Zumo de remolacha, zanahoria y jengibre**

Ingredientes:
- 1 remolacha mediana
- 2 zanahorias
- 1 trozo pequeño de jengibre fresco
- 1 naranja

Instrucciones:
1. Lava bien la remolacha, las zanahorias, el jengibre y la naranja.
2. Pela la remolacha y córtala en trozos más pequeños.

3. Pela las zanahorias y córtalas en rodajas.
4. Ralla el jengibre o córtalo en trozos pequeños.
5. Exprime el jugo de la naranja.
6. Agrega la remolacha, las zanahorias, el jengibre y el jugo de naranja en una licuadora.
7. Licúa hasta obtener una mezcla suave y homogénea.
8. Si deseas una consistencia más líquida, puedes agregar un poco de agua.
9. Sirve el zumo fresco en un vaso y disfrútalo de inmediato.

Este zumo combina los beneficios antiinflamatorios de la remolacha, las zanahorias y el jengibre, que son útiles para la artrosis. La naranja aporta vitamina C, que ayuda en la absorción de nutrientes y en la salud de los tejidos.

- **Zumo de zanahoria y apio**

Ingredientes:
- 2 zanahorias
- 2 tallos de apio
- 1 manzana verde (opcional, para darle sabor)
- 1 trozo pequeño de jengibre fresco (opcional, para un toque picante)

Instrucciones:
1. Lava bien las zanahorias, los tallos de apio, la manzana y el jengibre (si lo estás usando).
2. Pela las zanahorias y corta los extremos.
3. Corta los tallos de apio en trozos más pequeños.
4. Si estás usando la manzana, retira el corazón y las semillas, y córtala en trozos.
5. Si estás usando jengibre, pela y corta un trozo pequeño.
6. Agrega todos los ingredientes a una licuadora o extractor de jugos.
7. Licúa o extrae el jugo hasta obtener una mezcla suave y homogénea.
8. Si deseas una consistencia más líquida, puedes agregar un poco de agua o jugo de naranja.
9. Sirve el jugo fresco y disfrútalo de inmediato.

Este jugo es rico en nutrientes y antioxidantes que es beneficiosos para la salud articular.

- **Zumo de piña y pomelo**

Ingredientes:
- 2 rodajas de piña fresca
- 1 pomelo
- 1 cucharadita de miel (opcional, para endulzar)

Instrucciones:
1. Corta la piña fresca en trozos pequeños, asegurándote de retirar la cáscara y el centro fibroso.
2. Exprime el pomelo para obtener su jugo. Si deseas un sabor más suave, puedes colar el jugo para eliminar las semillas y la pulpa.
3. Agrega los trozos de piña y el jugo de pomelo a una licuadora.
4. Licúa la mezcla hasta obtener una consistencia suave y homogénea.
5. Si deseas endulzar el jugo, puedes agregar una cucharadita de miel y mezclar nuevamente.
6. Sirve el jugo fresco en un vaso y disfrútalo de inmediato.

Este jugo combina los sabores refrescantes de la piña y el pomelo, y puede brindar beneficios antioxidantes y antiinflamatorios que son útiles en el manejo de la artrosis.

- **Zumo de piña tropical**

Ingredientes:
- 2 rodajas de piña tropical fresca
- 1 naranja
- 1 limón
- 1 cucharadita de miel (opcional, para endulzar)

Instrucciones:
1. Corta las rodajas de piña tropical en trozos pequeños, asegurándote de retirar la cáscara y el centro fibroso.
2. Exprime el jugo de la naranja y el limón en un recipiente.
3. Agrega los trozos de piña tropical y el jugo de naranja y limón en una licuadora.
4. Licúa la mezcla hasta obtener una consistencia suave y homogénea.
5. Si deseas endulzar el jugo, puedes agregar una cucharadita de miel y mezclar nuevamente.
6. Sirve el jugo fresco en un vaso y disfrútalo de inmediato.

Este jugo combina el sabor dulce y tropical de la piña tropical con la acidez refrescante de la naranja y el limón. Además, la piña tropical contiene bromelina, una enzima tiene propiedades antiinflamatorias.

- **Jugo de zanahoria, repollo y apio o col lombarda**

Ingredientes:
- 2 zanahorias
- 2 hojas de repollo
- 2 tallos de apio (o 2 hojas de col lombarda)
- 1 limón

Instrucciones:
1. Lava bien las zanahorias, las hojas de repollo y los tallos de apio (o las hojas de col lombarda).
2. Pela las zanahorias y corta los extremos.
3. Corta las hojas de repollo y los tallos de apio (o las hojas de col lombarda) en trozos más pequeños.
4. Exprime el jugo de limón en un tazón pequeño.
5. Agrega las zanahorias, las hojas de repollo y los tallos de apio (o las hojas de col lombarda) a una licuadora.
6. Agrega el jugo de limón sobre los ingredientes en la licuadora.
7. Licúa hasta obtener una mezcla suave y homogénea.
8. Si deseas una consistencia más líquida, puedes agregar un poco de agua.
9. Sirve el jugo fresco en un vaso y disfrútalo de inmediato.

Este jugo combina los beneficios antiinflamatorios y antioxidantes de la zanahoria, el repollo y el apio (o la col lombarda), que son útiles para la artrosis.

- **Zumo de zanahoria y espinacas**

Ingredientes:
- 2 zanahorias
- 1 taza de espinacas frescas
- 1 manzana verde
- 1 trozo pequeño de jengibre fresco (opcional, para un toque picante)

Instrucciones:

1. Lava bien las zanahorias, las espinacas y la manzana.
2. Pela las zanahorias y corta los extremos.
3. Corta la manzana en trozos, asegurándote de retirar el corazón y las semillas.
4. Si deseas agregar jengibre, pela y corta un trozo pequeño.
5. Agrega las zanahorias, las espinacas, la manzana y el jengibre (si lo estás usando) en una licuadora.
6. Licúa hasta obtener una mezcla suave y homogénea.
7. Si deseas una consistencia más líquida, puedes agregar un poco de agua.
8. Sirve el jugo fresco en un vaso y disfrútalo de inmediato.

Este jugo combina los nutrientes y antioxidantes de la zanahoria y las espinacas, que ayudan a reducir la inflamación y promover la salud articular. La manzana verde agrega un sabor refrescante y el jengibre puede brindar beneficios adicionales antiinflamatorios.

- **Zumo de zanahoria, apio, espinacas y perejil**

Ingredientes:
- 2 zanahorias
- 2 tallos de apio
- 1 taza de espinacas frescas
- 1 puñado de hojas de perejil
- 1 limón

Instrucciones:
1. Lava bien las zanahorias, los tallos de apio, las espinacas y el perejil.
2. Pela las zanahorias y corta los extremos.
3. Corta los tallos de apio en trozos más pequeños.
4. Agrega las zanahorias, los tallos de apio, las espinacas y el perejil en una licuadora.
5. Exprime el jugo de limón en la licuadora.
6. Licúa hasta obtener una mezcla suave y homogénea.
7. Si deseas una consistencia más líquida, puedes agregar un poco de agua.
8. Sirve el jugo fresco en un vaso y disfrútalo de inmediato.

Este jugo combina los beneficios antiinflamatorios y antioxidantes de la zanahoria, el apio, las espinacas y el perejil, que son útiles para la artrosis. El limón agrega un toque de sabor cítrico y también ayuda a aliviar la inflamación.

- **Jugo de zanahoria, manzana, jengibre y perejil**

Ingredientes:
- 2 zanahorias
- 1 manzana verde
- 1 trozo pequeño de jengibre fresco
- 1 puñado de hojas de perejil
- 1 limón

Instrucciones:
1. Lava bien las zanahorias, la manzana, el jengibre y el perejil.
2. Pela las zanahorias y corta los extremos.
3. Corta la manzana en trozos, asegurándote de retirar el corazón y las semillas.
4. Pela y corta un trozo pequeño de jengibre.
5. Agrega las zanahorias, la manzana, el jengibre y el perejil en una licuadora.
6. Exprime el jugo de limón en la licuadora.
7. Licúa hasta obtener una mezcla suave y homogénea.
8. Si deseas una consistencia más líquida, puedes agregar un poco de agua.
9. Sirve el jugo fresco en un vaso y disfrútalo de inmediato.

Este jugo combina los nutrientes y antioxidantes de la zanahoria, la manzana, el jengibre y el perejil, que ayudan a reducir la inflamación y promover la salud articular. El limón agrega un toque refrescante y también ayuda a aliviar la inflamación.

- **Zumo de col, apio, brócoli y perejil**

Ingredientes:
- 2 hojas de col lombarda (o col rizada)
- 2 tallos de apio
- 1 taza de brócoli
- 1 puñado de hojas de perejil
- 1 limón

Instrucciones:
1. Lava bien las hojas de col, los tallos de apio, el brócoli y el

perejil.
2. Corta las hojas de col en trozos más pequeños.
3. Corta los tallos de apio en rodajas.
4. Separa el brócoli en floretes más pequeños.
5. Agrega las hojas de col, los tallos de apio, el brócoli y el perejil en una licuadora.
6. Exprime el jugo de limón en la licuadora.
7. Licúa hasta obtener una mezcla suave y homogénea.
8. Si deseas una consistencia más líquida, puedes agregar un poco de agua.
9. Sirve el jugo fresco en un vaso y disfrútalo de inmediato.

Este jugo combina los beneficios antiinflamatorios y antioxidantes de la col, el apio, el brócoli y el perejil, que son útiles para la artrosis. El limón agrega un toque de sabor cítrico y también ayuda a aliviar la inflamación.

- **Jugo de ajo, perejil, zanahorias y apio**
Ingredientes:
- 2 dientes de ajo
- 1 puñado de hojas de perejil
- 2 zanahorias
- 2 tallos de apio
- 1 limón

Instrucciones:
1. Lava bien las hojas de perejil, las zanahorias y los tallos de apio.
2. Pela los dientes de ajo y córtalos en trozos más pequeños.
3. Corta las zanahorias en rodajas y los tallos de apio en trozos más pequeños.
4. Agrega el ajo, las hojas de perejil, las zanahorias y los tallos de apio en una licuadora.
5. Exprime el jugo de limón en la licuadora.
6. Licúa hasta obtener una mezcla suave y homogénea.
7. Si deseas una consistencia más líquida, puedes agregar un poco de agua.
8. Sirve el jugo fresco en un vaso y disfrútalo de inmediato.

Este jugo combina los beneficios antiinflamatorios y antioxidantes del ajo, el perejil, las zanahorias y el apio, son útiles para la artrosis. El limón agrega un toque de sabor cítrico y también ayuda a aliviar la inflamación.

- **Zumo de manzana y apio**

Ingredientes:
- 2 manzanas verdes
- 2 tallos de apio
- 1 limón

Instrucciones:
1. Lava bien las manzanas y los tallos de apio.
2. Corta las manzanas en trozos, asegurándote de retirar el corazón y las semillas.
3. Corta los tallos de apio en rodajas más pequeñas.
4. Agrega las manzanas y los tallos de apio en una licuadora.
5. Exprime el jugo de limón en la licuadora.
6. Licúa hasta obtener una mezcla suave y homogénea.
7. Si deseas una consistencia más líquida, puedes agregar un poco de agua.
8. Sirve el jugo fresco en un vaso y disfrútalo de inmediato.

Este jugo combina los nutrientes y antioxidantes de la manzana y el apio, que ayudan a reducir la inflamación y promover la salud articular. El limón agrega un toque refrescante y ayuda a aliviar la inflamación.

PLANTAS MEDICINALES

Desde tiempos inmemoriales, la humanidad ha recurrido a la naturaleza para encontrar respuestas a sus necesidades. Las plantas medicinales, fieles aliadas en este viaje, han transmitido generosamente su sabiduría para aliviar dolencias y fortalecer nuestra salud. Este conocimiento milenario, cuidadosamente preservado a lo largo del tiempo, encuentra hoy un lugar renovado en el mundo moderno como una opción sana y sostenible frente a los desafíos actuales.

En una sociedad cada vez más consciente de los efectos adversos de algunos tratamientos farmacológicos y del impacto ambiental de diversas prácticas, las plantas medicinales resurgen con renovado protagonismo. Para quienes buscan un estilo de vida equilibrado, respetuoso y alineado con la naturaleza, estos tesoros verdes ofrecen herramientas valiosas. Este renacimiento refleja no solo una expansión del interés por lo ecológico, sino también una evolución hacia el cuidado integral del cuerpo y del planeta.

Lo que hace extraordinarias a estas maravillas naturales es la complejidad de sus compuestos, capaces de brindar propiedades antioxidantes, antiinflamatorias, antibacterianas y antivirales, entre otras. Su potencial abarca desde el alivio de problemas cotidianos, como el insomnio o la digestión lenta, hasta el apoyo en condiciones como el estrés crónico o las afecciones vinculadas al envejecimiento, entre otras muchas.

Más allá de tratar dolencias puntuales, estas especies son también una fuente muy valiosa de micronutrientes esenciales: vitaminas, minerales, fibra y antioxidantes que fortalecen el sistema inmunológico y promueven la salud a largo plazo. Incorporarlas en la dieta o en rituales de cuidado personal es una solución sencilla, sostenible y eficaz tanto para la prevención como para el fortalecimiento del bienestar integral.

El reino vegetal nos regala una sorprendente diversidad: innumerables especies adaptadas a necesidades específicas. Desde una taza de infusión hasta bálsamos, tinturas o aceites esenciales, sus usos son tan amplios como su versatilidad, integrándose fácilmente en cualquier estilo de vida.

Más que remedios, las plantas medicinales nos invitan a reconectar con la naturaleza. Utilizar sus bondades implica respetar los ritmos naturales del entorno y valorar nuestra relación con los recursos que nos ofrece la tierra. Cada hierba o extracto parece un recordatorio palpable de nuestra conexión con el mundo vivo, ayudándonos a retomar ese equilibrio que va más allá de lo físico, alcanzando incluso lo espiritual.

Además de sus múltiples beneficios para la salud, las plantas medicinales destacan por su fácil acceso y su versatilidad. Muchas de ellas crecen de forma abundante en entornos naturales o pueden cultivarse en jardines y huertos domésticos, lo que las convierte en una alternativa asequible y sostenible. En un contexto global marcado por desigualdades económicas, estas aliadas del bienestar representan una opción inclusiva para complementar o, en algunos casos, reemplazar tratamientos costosos.

A lo largo de los siglos, el conocimiento sobre estas plantas ha sido preservado con esmero, transmitido oralmente y a través de escritos. Esta herencia, nacida del respeto por la naturaleza, encuentra hoy respaldo en la ciencia moderna, cuyos estudios avalan los efectos de los compuestos herbales sobre el organismo y arrojan luz sobre su mecanismo de acción. Es una unión potente entre tradición y tecnología, que amplía las posibilidades terapéuticas de estas maravillas.

No obstante, este vasto potencial exige un enfoque responsable. Cada organismo humano es único y, aunque las plantas poseen propiedades terapéuticas probadas, no están exentas de riesgos. Su interacción con fármacos convencionales o su uso incorrecto podría generar efectos adversos. Por ello, resulta fundamental apoyarse en información clara y confiable para garantizar un empleo seguro y efectivo.

Un aspecto especialmente intrigante es la forma en que los componentes dentro de una planta trabajan en conjunto. Los extractos integrales, gracias a esta interacción compleja, suelen generar efectos más equilibrados y completos que los compuestos aislados. Las moléculas presentes interactúan de manera complementaria, maximizando sus beneficios mientras mitigan posibles efectos secundarios. Por otro lado, aislar los principios activos puede proporcionar soluciones más concentradas, pero también podría aumentar el riesgo de efectos adversos en el organismo.

El equilibrio natural de las plantas representa uno de los más grandes tesoros que nos ofrece la biodiversidad. Mientras los extractos integrales destacan por su suavidad y armonía al trabajar en conjunto con los procesos naturales del cuerpo, los compuestos aislados y sintetizados buscan mayor potencia, a menudo a costa de su estabilidad. Las moléculas presentes en las plantas colaboran de forma complementaria, maximizando beneficios y reduciendo posibles efectos secundarios, lo que hace de los remedios naturales una opción íntimamente alineada con nuestras necesidades.

En definitiva, las plantas medicinales son mucho más que herramientas terapéuticas: son un puente entre la sabiduría ancestral y la innovación científica. Nos recuerdan que la salud del cuerpo y del planeta están profundamente conectadas. Al proteger esta herencia, promovemos no solo nuestro bienestar, sino también el de generaciones futuras, renovando el equilibrio entre ser humano y naturaleza.

Información importante

Aunque las plantas tienen un origen natural, no deben considerarse completamente inofensivas. Sus principios activos pueden ocasionar efectos adversos o provocar alergias en ciertas personas.

Consumir una infusión ocasional rara vez genera problemas. No obstante, el uso excesivo, prolongado o en grandes cantidades puede derivar en molestias, reacciones alérgicas o incluso intoxicaciones.

La tolerancia a los remedios naturales varía según cada persona. Si estás embarazada, en período de lactancia o padeces alguna condición como enfermedades crónicas, alergias, insuficiencia renal o hepática, cáncer, o sigues un tratamiento médico, es fundamental que consultes la sección "**Conoce todo lo necesario sobre las plantas**" antes de utilizarlas. Allí encontrarás información clave sobre riesgos, contraindicaciones e interacciones para decidir de forma responsable.

Pautas para el uso de los remedios herbales

Para obtener resultados óptimos, es recomendable continuar con los remedios hasta la total desaparición de los síntomas. La duración del tratamiento dependerá de factores como la gravedad de la afección, su evolución, tu motivación y otros elementos importantes.

Es crucial tener presente que algunas plantas o remedios de fitoterapia no están diseñados para un uso continuo o prolongado. En estos casos, siempre encontrarás instrucciones claras al respecto.

Además de seguir las pautas de los remedios que verás a continuación, es igualmente importante abordar las causas subyacentes de tus síntomas. Para entender mejor el origen de tu problema de salud, te invito a consultar el capítulo inicial de este libro, en la sección "Causas", donde encontrarás información clave para tratar la raíz de la patología.

Por último, recuerda que la paciencia es esencial. Una dolencia que ha estado presente durante meses o años no puede resolverse en cuestión de días. Persevera y cuida tu bienestar de manera constante.

Medidas

Para garantizar resultados efectivos al preparar infusiones, decocciones y otras recetas a base de plantas, es fundamental respetar las siguientes medidas de dosificación:

- Una cucharada equivale a una cucharada sopera rasa.
- Una cucharadita corresponde a una cucharadita de postre rasa.

Plantas eficaces para uso externo

El empleo de plantas de forma tópica dependerá del tipo de malestar experimentado. En casos de dolor intenso, se recomienda combinar remedios externos e internos simultáneamente para lograr un alivio más rápido y efectivo.

La principal diferencia entre usar cremas o aceites y consumir infusiones, decocciones, comprimidos o cápsulas es que los primeros actúan de forma localizada. Por ejemplo, si el dolor se concentra en una sola articulación (muñeca, rodilla, pie, etc.), los efectos pueden dirigirse exclusivamente a esa zona, reduciendo la posibilidad de efectos adversos en el resto del cuerpo. No obstante, si el dolor afecta a múltiples articulaciones, lo más adecuado es complementar los tratamientos tópicos con la ingesta de las plantas recomendadas en el apartado siguiente.

Las propiedades analgésicas y antiinflamatorias de las siguientes plantas, junto con sus aceites o esencias, son especialmente útiles para aliviar el dolor y reducir la inflamación cuando se aplican mediante suaves masajes sobre la articulación afectada por la artritis, permitiendo su absorción a través de la piel.

Preparación de un aceite de masaje para la artrosis

Elaborar un aceite de masaje para aliviar los síntomas de la artrosis es sencillo y requiere ingredientes naturales que pueden adaptarse a tus necesidades.

1. Combina los aceites esenciales. Selecciona aceites esenciales con propiedades beneficiosas para la artrosis, como el aceite de árnica, eucalipto, harpagofito, jengibre, menta o romero. Todos ellos ofrecen efectos analgésicos y antiinflamatorios. Es muy importante que utilices aceites esenciales 100% puros para asegurar su efectividad. Puedes usar uno solo o mezclar varios para potenciar sus efectos.

2. Escoge un aceite base. Dado que los aceites esenciales puros no deben aplicarse directamente sobre la piel, es necesario diluirlos en un aceite base vegetal para evitar irritaciones. Opta por aceites base como el aceite de oliva o el aceite de almendras, ambos ideales para afecciones articulares debido a sus propiedades hidratantes y nutritivas.

3. Mezcla los aceites esenciales con el aceite base. Combina entre 15 y 25 gotas de aceites esenciales por cada 30 ml de aceite base. Vierte la mezcla en una botella oscura para mantener su calidad, ya que la exposición a la luz puede deteriorar sus propiedades. Agita bien la botella después de mezclar para asegurar una distribución uniforme de los aceites esenciales.

4. Almacena el aceite correctamente. Guarda el aceite en un lugar fresco, oscuro y seco. Aunque es mejor preparar pequeñas cantidades según tus necesidades, puedes conservar las mezclas utilizando aceites de oliva o almendras durante 6 a 12 meses. Asegúrate de que el aceite no tenga olor rancio antes de usarlo y almacénalo en un recipiente bien cerrado.

5. Aplica el aceite mediante masajes. Realiza un suave masaje sobre las articulaciones doloridas dos veces al día. Permite que el aceite actúe sobre la piel durante al menos una hora para lograr una absorción óptima y alivio prolongado.

Compresas de jengibre como alternativa

Otro remedio eficaz para la artrosis son las compresas de jengibre, recomendadas cuando la articulación no está inflamada ni presenta enrojecimiento. Para prepararlas, corta 30 gramos de raíz de jengibre en trozos pequeños. Coloca el jengibre en una licuadora junto con medio vaso de agua caliente para obtener un jugo concentrado. Sumerge una gasa en este líquido, escúrrela y aplícala sobre la articulación afectada. Repítelo de 2 a 3 veces al día. Si notas alguna reacción alérgica, suspende su uso de inmediato.

Precauciones generales

Antes de utilizar cualquier planta o mezcla de forma tópica, asegúrate de que no haya alergias o reacciones adversas. Si tienes dudas, consulta a un profesional de la salud o a un herbolario especializado. Un asesoramiento adecuado puede garantizar un tratamiento seguro y efectivo, adaptado a tus necesidades.

Plantas eficaces para uso interno

Numerosas plantas medicinales pueden contribuir eficazmente a aliviar los síntomas de la artrosis. Entre las más destacadas, ordenadas alfabéticamente, se encuentran **el abedul, boswellia, cola de caballo, cúrcuma, harpagofito, jengibre, ortiga y uña de gato**. Estas plantas son reconocidas por sus propiedades analgésicas, antiinflamatorias y diuréticas, ideales para combatir el dolor y la inflamación característicos de esta enfermedad.

Es recomendable consumir estas plantas en forma de infusiones o decocciones y preferiblemente al natural, sin añadir azúcares ni edulcorantes. Si necesitas endulzar tus preparaciones, utiliza exclusivamente stevia 100% natural para mantener sus propiedades intactas y evitar efectos perjudiciales.

Aunque todas las plantas mencionadas son beneficiosas, lo ideal es elegir o combinar dos de ellas diariamente para maximizar sus efectos terapéuticos. Según sus propiedades específicas, las plantas se pueden clasificar en categorías que responden a distintas necesidades, ofreciendo un enfoque personalizado según el nivel de dolor o inflamación.

- **Plantas analgésicas**: Estas plantas ayudan a eliminar el dolor en las articulaciones afectadas. Las principales plantas utilizadas con este propósito son *la boswellia, el harpagofito, el jengibre y la uña de gato*.

- **Plantas antiinflamatorias**: Estas plantas disminuyen la inflamación y alivian el dolor. Algunas de las más efectivas son *el abedul, la boswellia, la cúrcuma, el harpagofito, el jengibre y la uña de gato*.

- **Plantas diuréticas**: Estas plantas ayudan a eliminar los líquidos acumulados en las articulaciones con artrosis, mejorando así los síntomas. Algunas de las más efectivas son *el abedul, la cola de caballo y la ortiga.*

• **Plantas remineralizadoras y regeneradoras de los cartílagos**: Estas plantas pueden ser de gran ayuda en las causas centrales de la artrosis, como la destrucción del cartílago y la desmineralización. Ayudan a que la articulación se regenere hasta cierto punto y ralentizan el proceso degenerativo. Las principales hierbas medicinales con estas propiedades son *la cola de caballo y la ortiga.*

Se detallan estas plantas con sus formas de preparación, dosis recomendadas y nombres científicos (entre paréntesis) para evitar confusiones por los nombres comunes que varían según la región o país. Antes de utilizarlas, consulta posibles efectos adversos, contraindicaciones o interacciones.

Abedul (Betula pendula)

Es una planta con propiedades antiinflamatorias y diuréticas. Ayuda a reducir la inflamación y elimina líquidos acumulados en las articulaciones artrósicas. Hay dos formas de consumirlo: en infusión y en decocción.

Para preparar una infusión de abedul, necesitas 1 cucharadita de hojas de abedul y 200 ml de agua. Pon las hojas en una taza y vierte agua hirviendo sobre ellas. Tapa la taza y deja reposar de 3 a 5 minutos. Luego, cuela la infusión y tómala de 2 a 3 veces al día.

Si prefieres hacer una decocción, necesitarás 40 gramos de corteza seca y 600 ml de agua. Agrega la corteza al agua y ponlo a hervir durante 8 minutos, tapado. Después, retíralo del fuego y déjalo reposar durante 10 minutos más. Filtra la decocción y tómala dividida en 2 ó 3 tomas. Si encuentras el sabor amargo, puedes endulzarla con miel de abeja o stevia.

Boswellia (Boswellia serrata)

Es una resina utilizada en la medicina ayurvédica debido a su efectividad como antiinflamatorio y analgésico para las articulaciones con artrosis. Se recomienda tomarla en forma de suplemento en comprimidos o cápsulas.

La dosificación típica para la artrosis es entre 500 y 1200 mg de extracto seco al día, dividido en 3 tomas. Es más efectivo si se combina con alimentos grasos y se ingiere durante las comidas. Se recomienda tomarlo durante al menos 3 meses, pero no superar los 6 meses de tratamiento continuado. Después de 6 meses, se deben hacer descansos de 2 meses antes de retomar su ingesta.

Cola de caballo (Equisetum arvense)

Es otra planta beneficiosa para la artrosis. Tiene propiedades diuréticas, antiinflamatorias y contiene silicio, que ayuda a regenerar los cartílagos y mejorar la flexibilidad de los tendones.

Puedes consumir cola de caballo en forma de infusión. Para ello, utiliza 2 cucharadas de cola de caballo por taza. Hierve el agua y déjala reposar durante 5 minutos. Toma 1 taza por la mañana o a mediodía. Evita tomarla después de las 6 de la tarde, ya que puede aumentar la necesidad de orinar durante la noche.

También puedes encontrarla en cápsulas o comprimidos, siguiendo las indicaciones del envase.

Es importante tener en cuenta que no se recomienda tomar cola de caballo durante más de 8 semanas seguidas. Se debe dejar pasar al menos 2 meses antes de volver a utilizarla. Durante el período de descanso, se puede usar otra planta diurética en su lugar. Además, debido a que la diuresis puede causar pérdida de potasio, si se consume cola de caballo durante un tiempo prolongado, se debe complementar el tratamiento con comprimidos de potasio.

Cúrcuma (Curcuma Longa)

Es conocida por ser uno de los antiinflamatorios naturales más potentes debido a su contenido de curcumina. Utilizada en la medicina ayurvédica desde hace miles de años, se ha descubierto que su absorción se mejora al combinarla con una pizca de pimienta negra.

Una forma de aprovechar sus beneficios es a través de una decocción. Para prepararla, necesitarás 2 cucharadas de raíz de cúrcuma rallada o 1 cucharada de cúrcuma en polvo, una pizca de pimienta negra, limón o miel, y 1 litro de agua. Hierve el agua y añade la cúrcuma cuando alcance el punto de ebullición. Deja hervir durante 20 minutos si usas la raíz rallada, o 10 minutos si utilizas cúrcuma en polvo. Retira del fuego, tapa y deja reposar durante 5 minutos. Cuela la preparación y añade la pizca de pimienta negra, así como el limón o la miel según tu preferencia. Puedes repartirlo en 2 ó 3 tomas diarias.

Otra opción es prepararla en forma de infusión. Necesitarás los mismos ingredientes, pero en lugar de hervir durante un tiempo prolongado, hierve durante 5 a 10 minutos antes de retirar del fuego. Luego, deja reposar durante aproximadamente 12 horas. Filtra la infusión con un colador y añade una cucharadita de aceite y una pizca de pimienta negra. Toma 1 taza al día.

Si prefieres, puedes encontrar cúrcuma en forma de comprimidos o cápsulas. Se recomienda tomar entre 400 y 500 mg de cúrcuma dos veces al día, aproximadamente 15 a 20 minutos antes de las comidas.

Otra opción es adquirirla en forma de polvo y añadirla a salsas, sopas, caldos o bebidas como la leche o el té. Toma entre 400 y 600 mg de cúrcuma dos veces al día, según tu preferencia.

También puedes optar por consumirla en forma de tintura, agregando de 3 a 5 gotas al agua, té, sopa u otros líquidos.

Es importante tener en cuenta que para una mejor absorción

de la curcumina, el componente activo de la cúrcuma, se recomienda añadir una pizca de pimienta negra y consumirlo con grasas, ya sea a través de la comida o con un poco de aceite de coco, aceite de oliva u otros aceites.

Harpagofito (Harpagophytum procumbens)

Es una raíz con diversas propiedades beneficiosas, tales como su acción antiinflamatoria en el sistema músculo-esquelético, propiedades analgésicas, diuréticas y depurativas. Puede ser utilizado tanto interna como externamente, siendo recomendado para masajear zonas doloridas.

Una forma de utilizar el Harpagofito es a través de una decocción. Para prepararla, necesitarás de 5 a 15 gramos de la raíz en trozos (o sólo 4,5 gramos de raíz pulverizada) y 500 ml de agua. Coloca el agua junto con la raíz en trozos al fuego y tápalo. Deja que hierva durante 8 minutos (o 3 minutos si la raíz está pulverizada). Retira del fuego y deja que se enfríe. Puedes tomar la decocción repartida en 2 ó 3 tomas. Si encuentras el sabor muy amargo, puedes agregarle una corteza de naranja o un poco de menta para mejorar su sabor.

Otra opción es utilizar el Harpagofito en forma de comprimidos o cápsulas. La dosis dependerá del fabricante, por lo que se recomienda seguir las instrucciones del envase para determinar la cantidad adecuada.

Es importante tener en cuenta que, para el tratamiento de la artrosis, la dosis diaria máxima suele ser de 5 gramos para adultos. Se recomienda dividir esta dosis en 1 ó 2 tomas al día. La duración del tratamiento debe ser de al menos 2 meses.

Es posible que al iniciar el tratamiento con Harpagofito, en raras ocasiones se presente diarrea, pero generalmente desaparece rápidamente.

Es importante tener en cuenta que se recomienda tomar Harpagofito durante un máximo de 4 meses seguidos, con un descanso de 2 ó 3 meses antes de retomar su consumo. Esto se debe a que su uso prolongado puede tener efectos indeseados.

Jengibre (Zingiber officinale)

Es conocido por sus potentes propiedades antiinflamatorias y ha sido utilizado en la medicina tradicional china durante miles de años. Es especialmente beneficioso para desinflamar las articulaciones afectadas por la artrosis.

Una forma de aprovechar los beneficios del jengibre es a través de un té. Para prepararlo, necesitarás de 1 a 2 gramos de jengibre pelado y 1 taza de agua. Hierve el agua junto con el jengibre durante unos 5-10 minutos. Cuela la infusión y tómala dos veces al día.

Otra opción es preparar una decocción de jengibre. Necesitarás de 1 a 2 gramos de raíz de jengibre troceado, un poco de limón y 500 ml de agua. Calienta el agua y cuando hierva, añade los trozos de jengibre y reduce el fuego. Tapa la olla y deja que hierva durante unos 15 a 20 minutos. Apaga el fuego y deja reposar durante 5 minutos más. Cuela la decocción y agrega unas gotas de limón, ya que el sabor de esta infusión puede ser fuerte. Puedes tomarla una o dos veces al día.

Si prefieres, también puedes encontrar jengibre en forma de cápsulas. Se recomienda tomar entre 1 y 2 gramos al día, siguiendo las indicaciones del fabricante.

Además, puedes incorporar jengibre seco o fresco en tus comidas. Puedes añadirlo picado o rallado a tus platos para aprovechar sus propiedades antiinflamatorias.

Ortiga (Urtica dioica)

La ortiga posee propiedades diuréticas y antiinflamatorias, lo que la hace útil para eliminar líquidos de las articulaciones inflamadas. Además, gracias a los minerales que contiene, ayuda en la consolidación de los cartílagos articulares. Para este propósito, se recomienda utilizarla en tratamientos de larga duración, idealmente combinada con otras plantas que tengan propiedades analgésicas en caso de dolor y efectos antiinflamatorios.

Una forma de consumir la ortiga es a través de una infusión. Para prepararla, necesitarás 2 cucharadas de hojas secas de ortiga verde y 1 litro de agua. Hierve el agua y luego retírala del fuego, añadiendo las hojas de ortiga. Tapa el recipiente y deja reposar durante 15 minutos. Cuela la infusión y tómala repartida en 3 dosis antes de las comidas.

Otra opción es utilizar la ortiga en forma de tintura. Puedes encontrar instrucciones para prepararla en la sección "Pasos simples para preparar una tintura para la artrosis".

El tratamiento con ortiga no debe exceder las 8 semanas consecutivas. Después de este período, es recomendable descansar durante 1 mes y luego repetir el tratamiento si los síntomas persisten.

Es importante tener precaución al manipular los tallos y hojas frescas de la ortiga, ya que pueden causar picor o alergias. Se recomienda utilizar guantes durante su manipulación.

Uña de gato (Uncaria tomentosa)

La uña de gato es una planta altamente efectiva para aliviar el dolor y la inflamación, ya que sus efectos son potentes y actúan rápidamente.

Una forma de consumirla es a través de una infusión. Para prepararla, necesitarás 1 cucharadita de uña de gato y 200 ml de agua. Calienta el agua y coloca la uña de gato en una taza. Una vez que el agua hierva, viértela en la taza y tápala. Deja reposar durante aproximadamente 8 minutos. Cuela la infusión y tómala cuando esté tibia, de 1 a 2 veces al día.

Otra opción es utilizar la uña de gato en forma de decocción. Para ello, necesitarás 3 gramos de corteza de uña de gato y 300 ml de agua. Hierve el agua junto con la uña de gato durante al menos 10 minutos, manteniendo el recipiente tapado. Después de este tiempo, retira del fuego y deja reposar. Toma esta decocción 2 veces al día.

Es importante tener en cuenta que no se debe consumir la uña de gato de forma continua por más de 3 meses. Se recomienda realizar ventanas terapéuticas o descansos de 1 mes entre los períodos de consumo.

Es recomendable comenzar con dosis bajas para verificar la tolerancia, ya que los compuestos de la uña de gato pueden variar según el proceso de extracción utilizado.

Recetas de fitoterapia

Aunque las plantas mencionadas anteriormente son eficaces cuando se utilizan de manera individual, sus propiedades pueden amplificarse cuando se combinan adecuadamente. A continuación, se presentan algunas combinaciones especialmente efectivas:

Receta de Fitoterapia nº 1

Esta receta es infalible como antiinflamatorio, ya que la cúrcuma y el jengibre funcionan mejor cuando se consumen juntos

Para prepararla, necesitarás 1 cucharada de cúrcuma, 1 cucharada de jengibre picado, una pizca de pimienta negra y 200 ml de agua. Pon el agua junto con todos los ingredientes al fuego y déjalo hervir durante 10 minutos. Después, retíralo del fuego y déjalo enfriar. Cuélalo y tómalo dos veces al día.

Receta de Fitoterapia nº 2

Los ingredientes necesarios son 2 cucharadas de ortiga mayor o verde, 1 diente de ajo, el zumo de un limón y 500 ml de agua. Hierve el agua con la ortiga durante 3 minutos, luego apaga el fuego, tapa y déjalo reposar durante 1 hora. Pica el diente de ajo y exprime el limón. Vierte todo en una botella de cristal y guárdalo en la nevera. Toma medio vaso por la mañana en ayunas durante al menos 15 días seguidos. Lo ideal es tomarlo al comienzo de la primavera y del otoño.

Receta de Fitoterapia nº 3

Para esta receta, necesitarás 2 cucharadas de cola de caballo y 2 cucharadas de ortiga por taza de agua. Pon la cola de caballo y la ortiga en una taza. Hierve agua y, cuando esté lista, agrégala a la taza. Tapa y deja reposar junto con las hierbas durante aproximadamente 8 minutos. Toma 1 taza por la mañana.

Receta de Fitoterapia nº 4
Esta receta está indicada para ayudar a regenerar los cartílagos

Los ingredientes requeridos son 1 cucharada de romero, 1 cucharada de tomillo, 1 cucharada de salvia, 1 cucharada de ortiga, 1 cucharada de menta y 1 litro de agua. Pon el agua a hervir junto con las hierbas, tapado. Déjalo en ebullición durante 5 minutos y luego retíralo del fuego y déjalo reposar durante 20 minutos más. Cuélalo y guárdalo en el refrigerador. Toma 2 tazas al día, una por la mañana y otra antes de acostarte. Se recomienda tomarlo durante 1 ó 2 meses consecutivos.

Pasos simples para preparar una tintura para la artrosis

Las tinturas, también llamadas extractos botánicos concentrados, son una manera poderosa y eficaz de aprovechar al máximo los beneficios terapéuticos de las plantas medicinales. Gracias a un método de extracción meticuloso, se obtiene la esencia de las plantas en forma de compuestos naturales como fitoquímicos y principios activos, que aportan notables propiedades curativas.

Desde tiempos antiguos, estas soluciones líquidas han sido un pilar de la medicina tradicional debido a su efectividad y versatilidad. Hoy en día, con el creciente interés en la medicina natural y las prácticas herbales, las tinturas han resurgido como una opción moderna para apoyar la salud de manera holística y equilibrada.

Preparar una tintura es un proceso meticuloso pero accesible. Por lo general, consiste en sumergir las partes más ricas de la planta –como raíces, hojas, flores o cortezas– en un solvente como alcohol, agua o glicerina. Durante semanas de maceración, las propiedades activas de la planta se transfieren al líquido, resultando en un concentrado medicinal que captura toda su potencia curativa.

Estas soluciones tienen una ventaja sobresaliente: su practicidad. Con solo unas pocas gotas añadidas a agua, jugo o infusión, es posible disfrutar de sus efectos terapéuticos. Además, su alta concentración no solo permite una rápida absorción, sino que también facilita la personalización precisa de las dosis, adaptándose a las necesidades específicas de cada persona.

Las tinturas representan una conexión sencilla y eficaz con los poderes curativos de la naturaleza, ideales para quienes buscan un apoyo natural para su bienestar diario.

Pasos para preparar una tintura para la artrosis

Si padeces artrosis, sabemos lo importante que es buscar alternativas naturales para aliviar las molestias de esta condición. La tintura de ortiga es una opción tradicional y eficaz que aprovecha las propiedades antiinflamatorias y depurativas de esta planta maravillosa. A continuación, se explica paso a paso cómo prepararla de manera sencilla y segura.

Ingredientes:
- 50 gramos de planta seca o 125 gramos de hojas frescas de ortiga.
- 500 ml de alcohol a 60 grados, vodka o brandy. (En caso de no poder consumir alcohol, puedes usar vinagre de manzana o glicerina vegetal como alternativa).
- Un frasco de vidrio de aproximadamente 500 ml con tapa hermética.
- Un frasco con gotero de color marrón oscuro para proteger la tintura de la luz.

Preparación:
1. Comienza triturando o machacando las hojas y tallos de la

ortiga para aprovechar sus principios activos. Coloca el material vegetal en el interior del frasco de vidrio hermético, asegurándote de no llenarlo por completo para que haya espacio suficiente para el líquido.

2. Llena cuidadosamente el frasco con el alcohol, vodka, brandy o el sustituto elegido (como vinagre de manzana o glicerina vegetal). Asegúrate de cubrir completamente la ortiga y luego cierra bien el frasco. Agítalo vigorosamente para asegurarte de que todos los ingredientes se mezclen uniformemente. A continuación, guarda el frasco en un lugar oscuro y alejado del calor.

3. Deja que la mezcla repose durante al menos 9 días, aunque lo ideal es prolongar el proceso de maceración durante varias semanas o incluso meses para obtener una tintura más concentrada y potente. Durante este tiempo, agita el frasco una vez por semana para activar la mezcla.

4. Una vez que consideres que la tintura está lista, filtra cuidadosamente el líquido utilizando una gasa esterilizada o un colador fino y transfiérelo a un recipiente de cristal limpio. Este paso asegura que sólo el líquido filtrado quede libre de restos de planta.

5. Finalmente, transfiere la tintura al frasco de vidrio marrón con gotero, asegurándote de cerrarlo bien. No olvides etiquetar el frasco con la fecha en la que fue embotellado para que puedas llevar un control sobre su frescura y eficacia.

Dosificación: La dosis sugerida es de 30 gotas, tomadas 2 o 3 veces al día por un período máximo de 8 semanas consecutivas. Recuerda que es importante tomarse un descanso de 1 mes antes de reiniciar el tratamiento si resulta necesario. Este ciclo (8 semanas de uso y 1 mes de pausa) te ayudará a evitar la adaptación del cuerpo a la tintura y a mantener su efectividad.

Conservación: Guarda la tintura en un lugar fresco, oscuro y seco, como un armario o despensa a temperatura ambiente. Siempre verifica la fecha de caducidad para asegurarte de que esté en óptimas condiciones. Un frasco bien sellado y protegido de la luz puede conservar la tintura en perfectas condiciones durante un año.

Siguiendo estos pasos, podrás elaborar tu propia tintura de ortiga de forma casera y aprovechar todas las bondades que esta planta tiene para aliviar los síntomas de la artrosis y favorecer tu bienestar de manera natural.

Conoce todo lo necesario sobre las plantas

En esta sección, profundizaremos en las especies botánicas más recomendadas para el tratamiento de la patología que nos ocupa. Encontrarás información clave sobre sus posibles efectos adversos, contraindicaciones e interacciones, así como detalles completos sobre cada planta. Desde su descripción y hábitat hasta las partes utilizadas, componentes químicos, historia y propiedades terapéuticas, este capítulo está diseñado para llevarte en un fascinante viaje de descubrimiento.

Mi objetivo es ofrecerte una visión integral de estas plantas, ayudándote a comprender su contexto y valorar sus múltiples beneficios. Exploraremos su origen histórico y su relevancia en la medicina tradicional, destacando su papel en el cuidado natural.

Quiero que te conviertas en una persona experta en estas especies, capaz de tomar decisiones informadas en la búsqueda de tu bienestar. ¡Prepárate para ampliar tus conocimientos y descubrir el extraordinario poder curativo de la naturaleza!

Abedul (Betula pendula)

Descripción:
El abedul es un árbol de hoja caduca que pertenece al género Betula. Se caracteriza por su tronco blanco y su corteza delgada y se desprende en láminas. Tiene hojas dentadas en forma de rombo y produce pequeñas flores en forma de amentos.

Hábitat y cultivo:
Se encuentra principalmente en zonas del hemisferio norte, especialmente en climas templados y fríos. Crece en bosques y áreas húmedas, y se adapta bien a suelos pobres en nutrientes. También se cultiva con fines ornamentales y en plantaciones forestales.

Partes utilizadas:
Las partes más utilizadas del abedul son las hojas, la corteza y los brotes jóvenes. Estas partes se recolectan en diferentes épocas del año y se utilizan tanto frescas como secas para obtener sus propiedades medicinales.

Componentes:
Contiene varios componentes beneficiosos, como flavonoides, taninos, saponinas, vitamina C, ácido betulínico y aceites esenciales. Estos compuestos contribuyen a sus propiedades medicinales y antioxidantes.

Historia y tradición:
Es un árbol que ha estado presente en la historia y tradiciones de varias culturas a lo largo de los siglos. Se encuentra principalmente en regiones templadas del hemisferio norte, como Europa, Asia y América del Norte. Su presencia en estas áreas ha llevado a que se utilice en diferentes formas y para diversos propósitos.

En muchas culturas europeas, el abedul ha sido considerado un árbol sagrado y ha sido objeto de diversas supersticiones y creencias. Tiene poderes protectores y que ahuyenta los malos espíritus. En algunas tradiciones, se utilizaba como un símbolo de renovación y purificación, especialmente en la celebración del solsticio de verano.

Además de su significado simbólico, el abedul ha sido utilizado en diferentes aspectos de la vida cotidiana. La corteza del árbol ha sido utilizada para hacer canastas, cestas y otros objetos tejidos. También se ha utilizado en la construcción de viviendas, ya que su madera es resistente y duradera.

Propiedades terapéuticas:

El abedul es conocido por sus propiedades terapéuticas y medicinales. A lo largo de la historia, ha sido utilizado en diferentes formas para tratar diversas afecciones y mejorar la salud en general. Algunas de sus propiedades terapéuticas más destacadas incluyen:

Propiedades diuréticas: Tiene un efecto diurético, lo que significa que estimula la producción de orina y promueve la eliminación de toxinas y desechos del cuerpo. Esto puede ser beneficioso para tratar la retención de líquidos y aliviar la hinchazón.

Acción antiinflamatoria: Contiene compuestos con propiedades antiinflamatorias, como los flavonoides y los ácidos fenólicos. Estos compuestos pueden ayudar a reducir la inflamación en el cuerpo y aliviar los síntomas asociados con afecciones inflamatorias, como la artritis.

Efecto analgésico: Algunos estudios concluyen que tiene propiedades analgésicas y ayuda a reducir el dolor. Esto se debe a su contenido de salicina, un compuesto similar al ácido acetilsalicílico presente en la aspirina.

Propiedades antimicrobianas: Se ha demostrado que el abedul tiene propiedades antimicrobianas, lo que significa que puede ayudar a combatir las infecciones causadas por bacterias, hongos y levaduras. Estas propiedades pueden ser útiles para tratar afecciones de la piel, como el acné y la dermatitis.

Acción antioxidante: Contiene antioxidantes, como los polifenoles, que ayudan a combatir los radicales libres en el cuerpo. Los radicales libres son moléculas inestables que pueden dañar las células y contribuir al envejecimiento y a varias enfermedades. Los antioxidantes presentes en el abedul ayudan a neutralizar estos radicales libres y proteger el cuerpo contra el estrés oxidativo.

Estas propiedades terapéuticas del abedul han llevado a su uso en diferentes formas, como infusiones, extractos y tinturas.

Curiosidades:

El árbol de abedul es conocido por su elegante porte y su corteza blanca y suave. Es nativo de regiones del hemisferio norte, como Europa, Asia y América del Norte. Además de su belleza, el abedul tiene varias curiosidades interesantes:

La corteza del abedul ha sido utilizada durante siglos en la fabricación de cestas, canoas y papel. Su corteza es flexible y resistente, lo que la hace ideal para estas aplicaciones.

El abedul es conocido por su savia dulce. En algunas culturas, se ha utilizado tradicionalmente para hacer jarabes y bebidas refrescantes. La savia también se ha utilizado como remedio natural para tratar problemas de la piel.

Es un árbol pionero, lo que significa que es uno de los primeros en colonizar áreas después de un incendio o disturbio. Su capacidad para crecer rápidamente y adaptarse a diferentes condiciones lo convierte en un árbol importante para la regeneración de los bosques.

Efectos adversos o secundarios:
Aunque es generalmente seguro para la mayoría, algunas personas pueden experimentar efectos adversos o secundarios. Estos pueden incluir:

Reacciones alérgicas: Algunas personas pueden ser alérgicas al polen de abedul, lo que puede provocar síntomas como estornudos, picazón en los ojos, congestión nasal o asma. También se han reportado casos de dermatitis de contacto al manipular la corteza del árbol.

Diarrea: El consumo excesivo de la savia de abedul o de productos derivados puede tener un efecto laxante y provocar diarrea en algunas personas.

Contraindicaciones:
Aunque es generalmente seguro para el consumo, existen algunas contraindicaciones a tener en cuenta:

Alergia conocida: Las personas que tienen alergia conocida al polen de abedul deben evitar el contacto con el árbol o sus derivados, ya que pueden experimentar reacciones alérgicas graves. Es importante consultar a un médico si se sospecha de una alergia al polen de abedul.

Embarazo y lactancia: No hay suficiente evidencia científica sobre la seguridad del consumo de productos de abedul durante el embarazo y la lactancia. Por precaución, se recomienda que las mujeres embarazadas o en periodo de lactancia consulten a su médico antes de consumir productos de abedul.

Interacciones:
No se conocen interacciones significativas entre el abedul y medicamentos. Sin embargo, siempre es recomendable hablar con un profesional de la salud antes de combinar cualquier tratamiento o suplemento con productos de abedul, especialmente si estás bajo algún tratamiento médico específico.

Boswellia (Boswellia serrata)

Descripción:
La boswellia es un árbol de hoja perenne que pertenece al género Boswellia. Se caracteriza por su corteza rugosa y sus ramas extendidas. Produce pequeñas flores blancas y frutos en forma de cápsulas.

Hábitat y cultivo:
La boswellia se encuentra principalmente en regiones áridas y rocosas de África y Asia, como India, Omán y Yemen. Crece en suelos pobres y rocosos, y puede tolerar condiciones extremas de sequía y calor. Se cultiva principalmente en estas regiones para obtener su resina.

Partes utilizadas:
La resina de la boswellia, conocida como incienso u olíbano, es la parte más utilizada de la planta. Se obtiene haciendo incisiones en el tronco del árbol y recolectando la savia que se solidifica.

Componentes:
La resina de la boswellia contiene varios componentes activos, como ácidos boswélicos, terpenos y aceites esenciales. Estos compuestos tienen propiedades antiinflamatorias.

Historia y tradición:
La boswellia, también conocida como incienso indio o árbol de olíbano, ha sido utilizada durante siglos en la medicina tradicional de diferentes culturas. Es un árbol que se encuentra principalmente en las regiones áridas de África y la India, y su resina ha sido valorada por sus propiedades medicinales y su uso en rituales religiosos.

En la antigüedad, la boswellia era considerada un tesoro preciado y se utilizaba como incienso en ceremonias religiosas en el antiguo Egipto, Mesopotamia y la India. Su dulce aroma se creía que tenía el poder de purificar el aire y elevar el espíritu. También se utilizaba como un ingrediente en perfumes y ungüentos.

En la Medicina Tradicional India, conocida como Ayurveda, la boswellia ha sido utilizada durante siglos para tratar una variedad de condiciones de salud. Se le atribuyen propiedades antiinflamatorias, antifúngicas y analgésicas, y se utiliza para tratar enfermedades como la artritis, el asma, la colitis y las enfermedades de la piel.

Propiedades terapéuticas:
La boswellia es conocida por sus propiedades terapéuticas y sus beneficios para la salud. Algunas de sus propiedades más destacadas son:

Acción antiinflamatoria: Contiene compuestos activos, como los ácidos boswélicos, que tienen propiedades antiinflamatorias. Estos compuestos actúan inhibiendo la producción de enzimas inflamatorias y reduciendo la inflamación en el cuerpo. Debido a esto, la boswellia se ha utilizado para aliviar los síntomas de condiciones inflamatorias como la artritis, la colitis ulcerosa y la enfermedad de Crohn.

Alivio del dolor: También se ha utilizado como un analgésico natural para aliviar el dolor. Sus propiedades antiinflamatorias pueden ayudar a reducir la inflamación en las articulaciones y los músculos, lo que puede aliviar el dolor asociado con condiciones como la artritis y las lesiones deportivas.

Apoyo al sistema respiratorio: Se ha utilizado tradicionalmente para tratar afecciones respiratorias como el asma y la bronquitis. Sus propiedades antiinflamatorias pueden ayudar a reducir la inflamación en las vías respiratorias y mejorar la función pulmonar. Además, tiene propiedades expectorantes, lo que significa que puede ayudar a eliminar la mucosidad y aliviar la congestión.

Propiedades antioxidantes: Contiene antioxidantes que ayudan a proteger las células del daño causado por los radicales libres. Los radicales libres son moléculas inestables que pueden dañar el ADN y contribuir al envejecimiento y a diversas enfermedades. Los antioxidantes presentes en la boswellia ayudan a neutralizar estos radicales libres y proteger el cuerpo contra el estrés oxidativo.

Apoyo a la salud digestiva: Ha sido utilizada para tratar afecciones digestivas como la colitis y la enfermedad de Crohn debido a sus propiedades antiinflamatorias y antioxidantes. Ayuda a reducir la inflamación y mejora la función intestinal.

Curiosidades:
Ha sido utilizada durante siglos en la medicina tradicional, especialmente en la medicina ayurvédica y la medicina tradicional china. Además de su uso medicinal, la boswellia tiene algunas curiosidades interesantes:

Producción de incienso: La resina de la boswellia se utiliza para producir incienso. Esta resina aromática se quema como una ofrenda religiosa y se utiliza en ceremonias espirituales en muchas culturas. El incienso de boswellia tiene aroma distintivo, cálido y amaderado.

Árbol resistente: La boswellia es una planta muy resistente que puede sobrevivir en condiciones adversas, como en suelos pobres y climas extremadamente secos y calurosos. Su capacidad de adaptación le permite crecer en diferentes tipos de terreno, desde zonas desérticas hasta montañas rocosas.

Historia antigua: La boswellia tiene una historia antigua y rica. Se ha utilizado en la medicina tradicional durante miles de años para tratar una variedad de dolencias, incluyendo enfermedades inflamatorias y respiratorias. Además, ha sido mencionada en textos antiguos como los Vedas hindúes y los escritos de Hipócrates.

Efectos adversos o secundarios:
Es generalmente bien tolerada y tiene pocos efectos adversos o secundarios. Sin embargo, algunas personas pueden experimentar los siguientes efectos:

Trastornos gastrointestinales: En algunos casos, puede causar malestar estomacal, náuseas, diarrea o acidez. Estos efectos son generalmente leves y desaparecen por sí solos.

Reacciones alérgicas: Aunque raras, algunas personas pueden desarrollar reacciones alérgicas a la boswellia. Esto puede manifestarse como erupciones cutáneas, picazón, hinchazón o dificultad para respirar. Si se experimenta alguna reacción alérgica, se debe buscar atención médica de inmediato.

Contraindicaciones:
Embarazo y lactancia: No se ha investigado lo suficiente sobre la seguridad de la boswellia durante el embarazo y la lactancia. Por precaución, se recomienda que las mujeres embarazadas o en periodo de lactancia eviten su uso o consulten a un médico antes de hacerlo.

Interacciones:
Puede interactuar con ciertos fármacos, por lo que es importante tener precaución al combinarla con otros tratamientos. Algunas interacciones conocidas incluyen:

Anticoagulantes: La boswellia puede tener propiedades anticoagulantes, por lo que podría aumentar el riesgo de sangrado al combinarse con medicamentos anticoagulantes como la warfarina. Se recomienda supervisión médica si se utilizan ambos tratamientos.

Antiinflamatorios no esteroides (AINEs): La boswellia tiene efectos antiinflamatorios, al igual que los AINEs como el ibuprofeno o el naproxeno. Combinar ambos tratamientos podría potenciar estos efectos, por lo que se recomienda consultar a tu médico.

Cola de caballo (Equisetum arvense)

Descripción:
La cola de caballo es una planta perenne que pertenece al género Equisetum. Se caracteriza por sus tallos huecos y articulados que se asemejan a las colas de los caballos. Tiene hojas pequeñas y esporas en forma de conos en la parte superior de los tallos.

Hábitat y cultivo:
Se encuentra comúnmente en áreas húmedas y pantanosas de todo el mundo. Crece en suelos ricos en minerales y puede tolerar diferentes condiciones de luz y agua. Se puede cultivar en jardines y también se encuentra de forma silvestre.

Partes utilizadas:
Las partes utilizadas de la cola de caballo son los tallos estériles que crecen en primavera antes de la aparición de las esporas. Estos tallos se recolectan y se utilizan tanto frescos como secos para obtener sus propiedades medicinales.

Componentes:
La cola de caballo contiene varios componentes beneficiosos, como sílice, flavonoides, minerales (como potasio y calcio), vitamina C y alcaloides. La sílice es uno de los componentes principales y contribuye a sus propiedades curativas.

Historia y tradición:
Ha sido utilizada en la medicina tradicional durante siglos debido a sus propiedades medicinales y beneficios para la salud. Es una planta perenne que se encuentra en varias partes

del mundo, incluyendo Europa, Asia y América del Norte. Su nombre proviene de su apariencia, ya que sus tallos parecen colas de caballo.

Esta planta ha sido valorada en la historia y tradiciones de diferentes culturas. En la antigua Roma, por ejemplo, se creía que esta planta tenía propiedades curativas y se utilizaba para tratar heridas y problemas urinarios. También se utilizaba en la medicina tradicional china y en la medicina ayurvédica de la India para tratar una variedad de dolencias.

Además de sus usos medicinales, la cola de caballo también ha sido utilizada en la agricultura y en la jardinería debido a su contenido de sílice, que fortalece los tejidos vegetales y promueve el crecimiento de las plantas. También se ha utilizado en la fabricación de productos cosméticos y en la industria textil para fortalecer las fibras de tela.

Propiedades terapéuticas:
La cola de caballo es conocida por sus propiedades terapéuticas y sus beneficios para la salud. Algunas de sus propiedades más destacadas son:

Diurético natural: La cola de caballo tiene un efecto diurético suave, lo que significa que estimula la producción de orina y ayuda a eliminar toxinas y desechos del cuerpo. Esto puede ser beneficioso para tratar la retención de líquidos, reducir la hinchazón y promover la salud renal.

Fortalecimiento de huesos y tejidos: La cola de caballo contiene sílice, un mineral que se encuentra en altas concentraciones en esta planta. El sílice es importante para la formación y el fortalecimiento de los tejidos conectivos, como los huesos, los cartílagos y las uñas. También puede ayudar a promover la salud de la piel, el cabello y los dientes.

Propiedades antiinflamatorias: La cola de caballo tiene propiedades antiinflamatorias, lo que significa que ayuda a reducir la inflamación en el cuerpo. Esto es beneficioso para tratar afecciones inflamatorias, como la artritis y la enfermedad inflamatoria intestinal.

Mejora de la salud del sistema urinario: La cola de caballo se ha utilizado tradicionalmente para tratar afecciones del sistema urinario, como infecciones del tracto urinario y cálculos renales. Su efecto diurético ayuda a limpiar y desintoxicar los riñones, promoviendo su salud y previniendo la formación de cálculos.

Acción antioxidante: Contiene antioxidantes que ayudan a proteger las células del daño causado por los radicales libres. Los radicales libres son moléculas inestables que pueden dañar el ADN y contribuir al envejecimiento y a diversas enfermedades. Los antioxidantes presentes en la cola de caballo ayudan a neutralizar estos radicales libres y proteger el cuerpo contra el estrés oxidativo.

Se puede consumir en forma de infusión, cápsulas o extractos líquidos. Sin embargo, es importante tener en cuenta que podría tener efectos secundarios y contraindicaciones en algunas personas, especialmente aquellas con problemas cardíacos o que toman medicamentos diuréticos. Por lo tanto, es recomendable consultar a un profesional de la salud antes de utilizarla con fines terapéuticos.

Curiosidades:
La cola de caballo es una hierba perenne que crece en áreas húmedas y pantanosas de todo el mundo. Recibe su nombre debido a su apariencia distintiva que se asemeja a las cerdas de una cola de caballo. Además de su aspecto peculiar, la cola de caballo tiene varias curiosidades interesantes:

Fósiles vivientes: Las colas de caballo son consideradas fósiles vivientes, ya que son plantas que han existido en la Tierra desde hace millones de años. Se dice que las primeras especies de cola de caballo surgieron hace más de 300 millones de años, durante el período Carbonífero.

Contenido de sílice: La cola de caballo es una de las pocas plantas que contiene altos niveles de sílice, un componente mineral importante para la salud humana. Esto la convierte en una planta popular en la medicina tradicional para fortalecer el cabello, las uñas y los huesos.

Efectos adversos o secundarios:
A pesar de sus beneficios potenciales, la cola de caballo puede tener algunos efectos adversos o secundarios en ciertos casos. Algunos de ellos son:

Toxicidad de tiaminasa: La cola de caballo contiene una enzima llamada tiaminasa, que puede interferir con la absorción de la vitamina B1 (tiamina). Esto puede llevar a una deficiencia de tiamina en el organismo si se consume en grandes cantidades o durante períodos prolongados.

Interferencia con medicamentos: La cola de caballo puede interactuar con ciertos medicamentos, como los diuréticos o los anticoagulantes. Es importante consultar a un médico antes de usar la planta si se está tomando algún medicamento para evitar posibles interacciones negativas.

Reacciones alérgicas: Algunas personas pueden presentar alergia a esta planta. Esto puede manifestarse como erupciones cutáneas, picazón, hinchazón o dificultad para respirar. Si se experimenta alguna reacción alérgica, se debe buscar atención médica inmediata.

Contraindicaciones:
Existen contraindicaciones a tener en cuenta al usar cola de caballo:

Embarazo y lactancia: No se ha investigado lo suficiente sobre la seguridad de la cola de caballo durante el embarazo y la lactancia. Por precaución, se recomienda que las mujeres embarazadas o en periodo de lactancia eviten su uso o consulten a un médico antes de hacerlo.

Problemas renales: Debido a su contenido de sílice y su capacidad diurética, se aconseja precaución en personas con problemas renales, como cálculos renales o insuficiencia renal, ya que la cola de caballo puede agravar estos problemas.

Interacciones:
Puede interactuar con ciertos medicamentos y suplementos, por lo que es importante tener precaución al combinarla con

otros tratamientos. Algunas interacciones conocidas incluyen:

Medicamentos diuréticos: Esta planta tiene propiedades diuréticas naturales, por lo que podría aumentar el efecto diurético de los medicamentos diuréticos. Esto podría llevar a una pérdida excesiva de líquidos y minerales en el cuerpo.

Anticoagulantes: La cola de caballo puede tener efectos anticoagulantes leves, lo que podría aumentar el riesgo de sangrado al combinarse con medicamentos anticoagulantes como la warfarina. Se recomienda supervisión médica si se utilizan ambos tratamientos.

Cúrcuma (Curcuma longa)

Descripción:
La cúrcuma es una planta herbácea perenne que pertenece a la familia del jengibre. Se caracteriza por sus grandes hojas verdes y sus flores amarillas en forma de espiga. La parte utilizada es el rizoma, que es un tallo subterráneo similar a un tubérculo, de color naranja intenso.

Hábitat y cultivo:
La cúrcuma es originaria del sur de Asia y se cultiva principalmente en países como India, China y Tailandia. Prefiere climas cálidos y húmedos, y se puede cultivar tanto en jardines como en condiciones de invernadero.

Partes utilizadas: La parte más utilizada de la cúrcuma es su rizoma, que se cosecha, se seca y se muele en polvo para su uso culinario y medicinal. También se pueden utilizar las hojas y las flores en ciertas preparaciones.

Componentes:
La cúrcuma contiene un compuesto activo llamado curcumina, que es responsable de su color amarillo brillante y tiene propiedades antioxidantes y antiinflamatorias. También contiene otros compuestos como aceites esenciales, minerales y vitaminas.

Historia y tradición:
La cúrcuma, conocida científicamente como Curcuma longa, es una planta originaria de la región sur de Asia, específicamente de la India y el sudeste asiático. Ha sido utilizada durante miles de años en la medicina tradicional de estas culturas, así como en sus prácticas culinarias y rituales religiosos.

En la India, la cúrcuma ha sido considerada una planta sagrada y se ha utilizado en la medicina ayurvédica, que es uno de los sistemas de medicina tradicional más antiguos del mundo. En la antigua tradición india, se utilizaba para tratar una variedad de condiciones de salud, desde problemas digestivos hasta heridas y enfermedades respiratorias.

Además de su uso medicinal, la cúrcuma también ha sido apreciada por su color vibrante y su sabor único en la cocina. Es un ingrediente esencial en la cocina india y se utiliza en una amplia variedad de platos, como el curry. También se ha utilizado como colorante natural en textiles y como parte de rituales religiosos en diferentes culturas.

Propiedades terapéuticas:
La cúrcuma es conocida por sus numerosas propiedades terapéuticas y beneficios para la salud. Algunas de sus propiedades más destacadas son:

Acción antiinflamatoria: Contiene un compuesto activo llamado curcumina, que tiene potentes propiedades antiinflamatorias. La curcumina actúa inhibiendo la producción de sustancias inflamatorias en el cuerpo, lo cual ayuda a reducir la inflamación en enfermedades crónicas como la artritis, la enfermedad inflamatoria intestinal y la enfermedad cardíaca.

Potente antioxidante: La curcumina también actúa como un antioxidante, lo que significa que puede proteger las células del daño causado por los radicales libres. Los radicales libres son moléculas inestables que pueden dañar el ADN y contribuir al envejecimiento y a diversas enfermedades. La curcumina ayuda a neutralizar estos radicales libres y proteger el cuerpo contra el estrés oxidativo.

Mejora la función cerebral: Se ha demostrado que la curcumina tiene efectos beneficiosos en el cerebro. Se ha observado que puede mejorar la función cognitiva, proteger contra enfermedades neurodegenerativas como el Alzheimer y reducir el riesgo de depresión. También se ha demostrado que la curcumina puede atravesar la barrera hematoencefálica, lo que significa que puede llegar directamente al cerebro y ejercer sus efectos protectores.

Apoya la salud cardiovascular: La curcumina puede ayudar a mantener la salud cardiovascular al reducir la inflamación y prevenir la acumulación de placa en las arterias. También se ha observado que tiene propiedades anticoagulantes y puede ayudar a regular los niveles de colesterol y triglicéridos en la sangre.

Propiedades digestivas: La cúrcuma se ha utilizado tradicionalmente para tratar problemas digestivos, como la indigestión y los trastornos del tracto gastrointestinal. Sus propiedades antiinflamatorias y antioxidantes pueden ayudar a aliviar la inflamación en el tracto digestivo y promover una digestión saludable.

La cúrcuma se puede consumir de diferentes formas, ya sea como especia en la cocina, en forma de suplemento o como extracto líquido. Sin embargo, es importante tener en cuenta que la curcumina no se absorbe fácilmente por el cuerpo, por lo que se recomienda combinarla con pimienta negra o utilizar suplementos que contengan curcumina con una mayor biodisponibilidad.

Curiosidades:
La cúrcuma, también conocida como "azafrán de la India" o "turmeric", es una especia originaria del sur de Asia, específicamente de países como la India y el sudeste asiático. Además de su uso culinario, la cúrcuma tiene algunas curiosidades interesantes:

Color vibrante: La cúrcuma es conocida por su distintivo color amarillo intenso. Este color se debe a la presencia de un compuesto llamado curcumina, el cual es responsable de los beneficios para la salud y las propiedades antioxidantes y antiinflamatorias de la especia.

Uso ancestral: La cúrcuma ha sido utilizada durante miles de años en la medicina tradicional ayurvédica y la medicina china. Se le atribuyen propiedades curativas y se utiliza para tratar una variedad de afecciones, desde trastornos digestivos hasta enfermedades inflamatorias.

Tinte natural: Además de ser una especia popular en la cocina, la cúrcuma también se utiliza como tinte natural. Su intenso color amarillo se ha utilizado para teñir telas, hilos y otros materiales, así como para colorear alimentos y productos cosméticos.

Efectos adversos o secundarios:
La cúrcuma es generalmente considerada segura cuando se consume en cantidades moderadas. Sin embargo, algunas personas pueden experimentar los siguientes efectos adversos o secundarios:

Trastornos gastrointestinales: El consumo excesivo de cúrcuma puede causar malestar estomacal, náuseas, diarrea o acidez estomacal en algunos casos. Estos efectos suelen ser leves y desaparecen por sí solos.

Alergias: Algunas personas pueden presentar alergia a la cúrcuma, lo que puede manifestarse como erupciones cutáneas, picazón, hinchazón o dificultad para respirar. Si se experimenta alguna reacción alérgica, se debe buscar atención médica de inmediato.

Contraindicaciones:
Existen contraindicaciones a tener en cuenta al usar cúrcuma:

Cálculos biliares: Debido a su capacidad para estimular la producción de bilis, se recomienda precaución en personas que tienen cálculos biliares, ya que la cúrcuma puede causar contracciones en la vesícula biliar y desencadenar un ataque de dolor.

Obstrucción de las vías biliares: En casos de obstrucción de las vías biliares, el uso de cúrcuma puede empeorar la situación y causar complicaciones. Se recomienda evitar su consumo en estas circunstancias.

Interacciones:
Puede interactuar con ciertos medicamentos y suplementos, por lo que es importante tener precaución al combinarla con otros tratamientos. Algunas interacciones conocidas incluyen:

Fármacos anticoagulantes: La cúrcuma puede tener propiedades anticoagulantes leves, lo que podría aumentar el riesgo de sangrado al combinarse con medicamentos anticoagulantes como la warfarina. Se recomienda supervisión médica si se usan ambos tratamientos.

Medicamentos para la diabetes: La cúrcuma puede afectar los niveles de azúcar en sangre, por lo que podría interferir con la eficacia de los medicamentos para la diabetes. Se debe tener precaución y consultar a un médico antes de usar cúrcuma si se están tomando medicamentos para la diabetes.

Harpagofito (Harpagophytum procumbens)

Descripción:
El harpagofito, cuyo nombre científico es Harpagophytum procumbens, es también conocido como garra del diablo. Es una planta herbácea perenne que pertenece a la familia Pedaliaceae. Se caracteriza por sus hojas lobuladas y sus flores tubulares de color rojo o púrpura. Tiene un fruto en forma de cápsula con espinas.

Hábitat y cultivo:
Es nativo de las regiones desérticas de África, especialmente en Namibia, Sudáfrica y Botswana. Crece en suelos arenosos y secos, y se cultiva en algunas regiones para su uso medicinal.

Partes utilizadas:
La parte más utilizada es su raíz secundaria, que contiene los

compuestos medicinales. Se recolecta y se seca para su posterior uso.

Componentes:
Contiene varios componentes activos, como iridoides, flavonoides y ácidos fenólicos. Los iridoides, en particular el harpagósido, son los principales compuestos responsables de sus propiedades medicinales.

Historia y tradición:
Durante siglos, las comunidades indígenas del sur de África, específicamente del sur de Namibia y el oeste de Sudáfrica, han utilizado esta planta como remedio natural para tratar una variedad de dolencias, incluyendo dolores articulares, problemas digestivos y fiebre. Los san, una tribu de cazadores y recolectores de la región del Kalahari, son conocidos por su amplio conocimiento y uso de las plantas medicinales, y han utilizado el Harpagofito durante generaciones para aliviar el dolor y la inflamación.

La planta ganó reconocimiento en Europa en el siglo XX, cuando los colonizadores europeos comenzaron a explorar las propiedades medicinales de las plantas autóctonas de África. Desde entonces, el Harpagofito se ha convertido en una de las hierbas más populares en la fitoterapia europea, utilizada para tratar condiciones como la artritis, la osteoartritis, el dolor de espalda y la gota.

Propiedades terapéuticas:
La parte de la planta que se utiliza con fines medicinales son las raíces secundarias, que contienen compuestos activos como los iridoides y los glucósidos. Estos compuestos son los responsables de las propiedades antiinflamatorias y analgésicas del Harpagofito.

Se ha demostrado que posee propiedades antiinflamatorias similares a las de los medicamentos antiinflamatorios no esteroides, pero con menos efectos secundarios. Ayuda a reducir la inflamación y aliviar el dolor en condiciones como la artritis reumatoide y la osteoartritis. Además, puede ayudar a mejorar la movilidad articular y reducir la rigidez en personas con estas condiciones.

Además de sus propiedades antiinflamatorias, también se ha utilizado tradicionalmente para tratar trastornos digestivos. Estimula el apetito, mejora la digestión y alivia los síntomas de malestar estomacal, como la acidez y los espasmos intestinales.

Curiosidades:
Algunas curiosidades interesantes sobre el harpagofito son:

Nombre peculiar: El harpagofito debe su nombre común, "garra del diablo", a la apariencia de sus frutos, que tienen ganchos en forma de garra. Esta característica distintiva le ha dado un nombre curioso y llamativo.

Uso ancestral: El harpagofito ha sido utilizado durante cientos de años por las tribus san del sur de África para tratar diversas afecciones, como dolores articulares, problemas digestivos y fiebre. Su uso se ha transmitido de generación en generación y ha sido reconocido por sus propiedades medicinales.

Propiedades antiinflamatorias: Una de las principales curiosidades del harpagofito es su capacidad para aliviar la inflamación. Los compuestos activos presentes, como los iridoides y los glucósidos, son los responsables de su efecto antiinflamatorio.

Efectos adversos:
Aunque es generalmente seguro para la mayoría de las personas cuando se consume de manera adecuada, algunos efectos adversos o secundarios pueden ocurrir en ciertos casos:

Trastornos digestivos: En algunas personas, el consumo de harpagofito puede causar malestar estomacal, diarrea, náuseas o acidez. Estos efectos son generalmente leves y desaparecen por sí solos.

Interferencia con medicamentos: El harpagofito puede interactuar con ciertos fármacos, como los anticoagulantes o los antihipertensivos. Se recomienda precaución al combinar el harpagofito con estos medicamentos y es importante consultar a un médico antes de hacerlo.

Reacciones alérgicas: Al igual que con cualquier planta o sustancia, algunas personas pueden presentar alergia al harpagofito. Esto puede manifestarse como erupciones cutáneas, picazón, hinchazón o dificultad para respirar. Si se experimenta alguna reacción alérgica, se debe buscar atención médica de inmediato.

Contraindicaciones:
Existen contraindicaciones a tener en cuenta al utilizar el harpagofito:

Úlceras estomacales: Debido a su efecto potencial sobre el sistema digestivo, el harpagofito se debe evitar en personas que tienen úlceras estomacales o duodenales, ya que puede empeorar la situación y causar irritación.

Embarazo y lactancia: No se ha investigado lo suficiente sobre la seguridad del harpagofito durante el embarazo y la lactancia. Por precaución, se recomienda que las mujeres embarazadas o en periodo de lactancia eviten su uso o consulten a un médico antes de hacerlo.

Interacciones:
El harpagofito puede interactuar con ciertos medicamentos y suplementos, por lo que es importante tener precaución al combinarlo con otros tratamientos. Algunas interacciones conocidas incluyen:

Anticoagulantes: Debido a su potencial efecto anticoagulante, el harpagofito puede aumentar el riesgo de sangrado al combinarse con fármacos anticoagulantes como la warfarina. Se recomienda supervisión médica si se utilizan ambos tratamientos.

Antihipertensivos: Puede tener efectos hipotensores, por lo que podría interactuar con medicamentos para la presión arterial alta. Se debe tener precaución y consultar a un médico antes de usar harpagofito si se están tomando medicamentos para la hipertensión.

Jengibre (Zingiber officinale)

Descripción:
El jengibre, conocido científicamente como Zingiber officinale, es una planta perenne con tallos subterráneos llamados rizomas. Tiene hojas largas y estrechas, y flores amarillas o blancas en forma de cono. El rizoma es la parte más utilizada, y tiene un sabor picante y aromático.

Hábitat y cultivo:
El jengibre es originario de Asia tropical y se cultiva en muchas partes del mundo. Prefiere climas cálidos y húmedos, y se puede cultivar tanto en jardines como en macetas en interiores.

Partes utilizadas:
El rizoma del jengibre es la parte más utilizada. Se recolecta, se pela y se utiliza fresco o seco para su uso culinario y medicinal. También se pueden utilizar las hojas y las flores en ciertas preparaciones.

Componentes:
Contiene compuestos activos como gingerol, shogaol y zingibereno, que le confieren sus propiedades medicinales. También contiene antioxidantes, vitaminas y minerales.

Historia y tradición:
Esta planta ha sido cultivada y utilizada en Asia desde hace más de 5.000 años. Se cree que su origen se encuentra en la región costera del sur de Asia, específicamente en lo que hoy conocemos como India y China. Desde allí, se ha extendido a diversas partes del mundo y se ha integrado en las tradiciones culinarias y medicinales de muchas culturas.

El jengibre ha sido especialmente valorado en la medicina tradicional asiática, como la medicina ayurvédica y la medicina tradicional china. En estas tradiciones, se considera una planta "caliente" que puede ayudar a equilibrar el cuerpo y tratar una variedad de dolencias. Se ha utilizado para aliviar problemas digestivos, como náuseas, vómitos y malestar estomacal. Además, se ha utilizado como un tónico general para fortalecer el sistema inmunológico y promover la circulación sanguínea.

Propiedades terapéuticas:
Contiene compuestos bioactivos, como los gingeroles y los shogaoles, que le confieren sus propiedades medicinales. Estos compuestos son los responsables del sabor y aroma característicos del jengibre, pero también tienen efectos beneficiosos en el cuerpo humano.

Una de las propiedades más conocidas del jengibre es su capacidad para aliviar las náuseas y los vómitos. Numerosos estudios han demostrado que el consumo de jengibre puede ser efectivo en el alivio de las náuseas causadas por el embarazo, la quimioterapia o la cirugía. Se cree que los compuestos del jengibre actúan en el sistema digestivo, reduciendo la sensación de malestar y mejorando la motilidad intestinal.

Además, el jengibre también se ha utilizado para aliviar el dolor y la inflamación. Se ha demostrado que los gingeroles y los shogaoles tienen propiedades antiinflamatorias y analgésicas, lo que los convierte en una opción natural para el alivio del dolor en condiciones como la artritis, los dolores musculares y las migrañas. Algunos estudios incluso sugieren que el consumo regular de jengibre puede ayudar a reducir la inflamación crónica en el cuerpo.

El jengibre también tiene efectos positivos en la salud cardiovascular. El consumo regular de jengibre puede ayudar a reducir los niveles de colesterol y triglicéridos en la sangre, así como mejorar la circulación sanguínea. Estos efectos podrían contribuir a la salud del corazón y reducir el riesgo de enfermedades cardiovasculares.

Además de sus propiedades terapéuticas, el jengibre también se utiliza como especia en la cocina debido a su sabor picante y aromático. Se añade a platos salados y dulces, así como a bebidas como la infusión de jengibre. Su versatilidad culinaria lo convierte en un ingrediente popular en muchas culturas y cocinas del mundo.

Curiosidades:
Sabor picante y refrescante: El jengibre tiene un sabor distintivo, con un toque picante y refrescante. Este sabor característico se debe a la presencia de compuestos activos como los gingeroles y los shogaols, que también le confieren sus propiedades medicinales.

Uso ancestral: El jengibre ha sido utilizado en la medicina tradicional china e india desde hace más de 2.000 años. Se ha utilizado para tratar una amplia variedad de afecciones, desde problemas digestivos hasta dolores musculares y resfriados.

Uso culinario: Además de sus propiedades medicinales, el jengibre es una especia muy popular en la cocina. Se utiliza en platos dulces y salados, como curries, postres, infusiones y bebidas refrescantes como el ginger ale.

Efectos adversos o secundarios:
Aunque es generalmente seguro para la mayoría de las personas cuando se consume en cantidades moderadas, algunas personas pueden experimentar efectos adversos o secundarios:

Malestar estomacal: En algunas personas, el consumo excesivo de jengibre puede causar malestar estomacal, náuseas, acidez o diarrea. Estos efectos secundarios son generalmente leves y desaparecen por sí solos.

Interferencia con medicamentos: Puede interactuar con ciertos medicamentos, como los anticoagulantes o los antihipertensivos. Se recomienda precaución al combinar el jengibre con estos medicamentos y es importante consultar a un médico antes de hacerlo.

Reacciones alérgicas: Aunque son raras, algunas personas pueden presentar alergia al jengibre. Esto puede manifestarse como erupciones cutáneas, picazón, hinchazón o dificultad para respirar. Si se experimenta alguna reacción alérgica, se debe buscar atención médica de inmediato.

Contraindicaciones:

Existen contraindicaciones a tener en cuenta al utilizar el jengibre:

Trastornos de coagulación: Debido a su capacidad para inhibir la agregación plaquetaria, se debe tener precaución al consumir jengibre en personas que tienen trastornos de coagulación o que toman medicamentos anticoagulantes. Se recomienda consultar a un médico antes de usarlo.

Embarazo y lactancia: Aunque el jengibre se ha utilizado tradicionalmente para tratar las náuseas del embarazo, se recomienda precaución durante el embarazo y la lactancia. Se debe consultar a un médico antes de usarlo en estas etapas.

Interacciones:
Puede interactuar con ciertos medicamentos y suplementos, por lo que es importante tener precaución al combinarlo con otros tratamientos. Algunas interacciones conocidas incluyen:

Anticoagulantes: Debido a su capacidad para inhibir la agregación plaquetaria, el jengibre puede aumentar el riesgo de sangrado al combinarse con fármacos anticoagulantes como la warfarina. Se recomienda supervisión médica si se utilizan ambos tratamientos.

Antihipertensivos: El jengibre puede tener efectos hipotensores, por lo que podría interactuar con fármacos para la presión arterial alta. Se debe tener precaución y consultar a un médico antes de usar jengibre si se están tomando fármacos para la hipertensión.

Ortiga (Urtica dioica)

Descripción:
La ortiga es una planta perenne que pertenece al género Urtica. Tiene hojas opuestas y dentadas con vellos urticantes que pueden causar picazón en la piel. Produce pequeñas flores verdes en racimos.

Hábitat y cultivo:
La ortiga se encuentra en todo el mundo, en áreas húmedas y sombreadas como bosques, praderas y márgenes de ríos. Es una planta resistente que puede crecer en una variedad de suelos. Se puede cultivar en jardines, pero se debe tener cuidado al manipularla debido a sus vellos urticantes.

Partes utilizadas: Las partes utilizadas son las hojas y las raíces. Las hojas se recolectan antes de que la planta florezca, y las raíces se recolectan en otoño.

Componentes:
Contiene varios componentes beneficiosos, como vitaminas (A, C, K), minerales (hierro, calcio, magnesio), fitoquímicos y ácidos grasos esenciales. También contiene histamina y acetilcolina.

Historia y tradición:
Esta planta ha sido utilizada en la medicina tradicional de diversas culturas a lo largo de la historia. Los antiguos egipcios, griegos y romanos consideraban a la ortiga como una planta valiosa y la utilizaban para tratar una variedad de dolencias. En la medicina tradicional europea, la ortiga se ha utilizado para tratar afecciones como la artritis, la gota y las alergias.

En las culturas populares, la ortiga también ha sido utilizada como planta comestible. Sus hojas jóvenes se pueden recolectar y cocinar para hacer sopas, infusiones o incluso se pueden usar como un sustituto de la espinaca en diferentes recetas. La ortiga es rica en nutrientes como hierro, calcio, magnesio y vitaminas A y C, lo que la convierte en una adición nutricionalmente valiosa a la dieta.

Propiedades terapéuticas:
La planta contiene una variedad de compuestos activos, como histamina, serotonina, ácido fórmico y minerales, que le confieren sus propiedades medicinales. Uno de los usos más conocidos de la ortiga es para aliviar los síntomas de las alergias estacionales. Se ha demostrado que los extractos de ortiga inhiben la producción de histamina, la cual es responsable de los síntomas de la alergia, como la picazón y congestión nasal.

Además, la ortiga también ha sido utilizada para aliviar los síntomas de la artritis y la inflamación en general. Los compuestos bioactivos presentes en la ortiga tienen propiedades antiinflamatorias y analgésicas, lo cual ayuda a reducir el dolor y la hinchazón en las articulaciones. Algunos estudios han encontrado que los extractos de ortiga pueden ser tan efectivos como los medicamentos antiinflamatorios no esteroides en el alivio de los síntomas de la artritis.

Además, también se ha utilizado tradicionalmente para tratar problemas urinarios, como infecciones del tracto urinario y dificultades para orinar. La planta tiene propiedades diuréticas y ayuda a estimular la micción, lo que es beneficioso para eliminar toxinas y prevenir la retención de líquidos.

Curiosidades:
La ortiga, conocida científicamente como Urtica dioica, es una planta perenne que crece en diversas regiones del mundo, incluyendo Europa, América del Norte y Asia.

Aunque se considera una "mala hierba" debido a su capacidad para picar y causar irritación en la piel, también tiene una amplia gama de beneficios medicinales.

Las hojas y raíces de la ortiga se han utilizado tradicionalmente en la medicina herbal para tratar una variedad de afecciones, como dolores articulares, alergias, anemia y problemas urinarios.

La ortiga también es una fuente rica en nutrientes, incluyendo vitaminas A, C y K, así como minerales como hierro, calcio y magnesio.

Tiene propiedades antiinflamatorias y antioxidantes, lo que la convierte en un ingrediente popular en productos de cuidado de la piel y suplementos dietéticos.

Efectos adversos o secundarios:
Aunque la ortiga es generalmente segura para la mayoría de las personas cuando se consume o se aplica tópicamente, algunas personas pueden experimentar efectos adversos:

La exposición directa a la piel puede causar irritación, picazón y enrojecimiento. Se recomienda tener precaución al manipular la planta y usar guantes de protección si es necesario.

En casos raros, algunas personas pueden ser alérgicas a la ortiga, lo que puede provocar una reacción alérgica grave. Si experimentas dificultad para respirar, hinchazón o sarpullido después de entrar en contacto con la ortiga, busca atención médica de inmediato.

Algunas personas pueden experimentar malestar estomacal, diarrea o náuseas después de consumir ortiga. Estos efectos secundarios suelen ser leves y desaparecen por sí solos.

Contraindicaciones:
Aunque se considera segura para consumo en la mayoría de los casos, existen algunas contraindicaciones a tener en cuenta:

Las personas que toman medicamentos anticoagulantes o antiplaquetarios deben tener precaución al usar la ortiga, ya que puede aumentar el riesgo de sangrado.

Las personas con presión arterial baja también deben tener cuidado, ya que la ortiga puede disminuir aún más la presión arterial.

Si estás embarazada o en período de lactancia, es importante consultar con un profesional de la salud antes de consumir ortiga, ya que su seguridad en estas etapas no está completamente establecida.

Interacciones:
Puede interactuar con ciertos medicamentos, por lo que es importante informar a tu médico o farmacéutico si estás considerando usar productos a base de ortiga.

Puede haber interacciones con fármacos anticoagulantes, antihipertensivos y diuréticos, lo que puede afectar la eficacia de estos medicamentos o aumentar el riesgo de efectos secundarios.

Además, la ortiga puede interactuar con medicamentos para la diabetes, la función renal y los trastornos hormonales. Si tomas alguno de estos medicamentos, es recomendable buscar asesoramiento médico antes de utilizar productos de ortiga.

Salvia (Salvia officinalis)

Descripción:
La salvia, científicamente conocida como Salvia officinalis, es una planta perenne que pertenece a la familia de las Lamiáceas. Es originaria de la región mediterránea, pero se ha cultivado y utilizado en todo el mundo por sus propiedades medicinales y culinarias. La salvia es conocida por sus hojas oblongas y su característico aroma herbal. Puede alcanzar una altura de hasta 60 cm y produce pequeñas flores de color violeta, rosa o blanco durante la primavera y el verano.

Hábitat y cultivo:
La salvia prefiere crecer en climas cálidos y soleados, aunque también puede adaptarse a climas más fríos. Se puede encontrar en estado silvestre en las laderas secas y rocosas del Mediterráneo, pero también se cultiva ampliamente en jardines y huertos. La planta requiere un suelo bien drenado y tolera condiciones de sequía moderada. Es común encontrar salvia en regiones mediterráneas, América del Norte y Central, así como en algunas partes de Asia.

Partes utilizadas:
En la salvia, las partes más utilizadas son las hojas. Estas hojas contienen los compuestos medicinales y aromáticos que le confieren sus propiedades. Se recolectan antes de la floración para mantener la concentración de principios activos. Las hojas pueden utilizarse frescas o secas en diversas preparaciones medicinales, culinarias y cosméticas.

Componentes:
Contiene una variedad de componentes químicos que contribuyen a sus propiedades terapéuticas. Entre los componentes clave se encuentran los aceites esenciales, como

el cineol, el borneol y el alcanfor, que le dan su aroma distintivo. También contiene flavonoides, taninos y ácidos fenólicos, que actúan como antioxidantes y tienen propiedades antiinflamatorias y antimicrobianas.

Historia y tradición:
La salvia ha sido utilizada durante siglos en diversas culturas debido a sus propiedades medicinales. Los antiguos griegos y romanos consideraban la salvia como una planta sagrada y la utilizaban en ceremonias religiosas. También la utilizaban para tratar dolencias del sistema digestivo y trastornos femeninos. En la Edad Media, la salvia se asociaba con la longevidad y se creía que tenía propiedades protectoras contra el mal. Ha sido un ingrediente popular en la cocina mediterránea y se ha utilizado en la preparación de infusiones, tónicos y ungüentos.

Propiedades terapéuticas:
Posee diversas propiedades terapéuticas. Tradicionalmente, se ha utilizado para aliviar problemas digestivos, como indigestión, flatulencia y espasmos estomacales. También se ha utilizado para tratar afecciones respiratorias, como la tos y el resfriado común. Además, se le atribuyen propiedades antimicrobianas, antiinflamatorias y antioxidantes. Algunos estudios sugieren que la salvia puede mejorar la salud cerebral y la memoria, aunque se necesita más investigación en este campo.

Curiosidades:
La salvia es una planta perenne que pertenece a la familia de las Lamiáceas. Es nativa de la región mediterránea y se ha cultivado durante siglos por sus propiedades medicinales y culinarias.

El nombre científico "Salvia officinalis" deriva del término latino "salvare", que significa "salvar" o "curar". Esto refleja la larga historia de uso medicinal asociada con esta planta.

La salvia es conocida por su aroma distintivo y su sabor ligeramente amargo. Es un ingrediente común en la cocina mediterránea y se utiliza en platos como sopas, guisos, adobos y salsas.

Además de su uso culinario, la salvia se ha utilizado tradicionalmente para tratar una variedad de dolencias, como problemas digestivos, inflamación de las encías, trastornos respiratorios y trastornos menstruales.

Efectos adversos o secundarios:
Aunque es generalmente segura cuando se consume en cantidades moderadas, puede tener algunos efectos adversos en ciertas personas:

Algunas personas pueden experimentar irritación gastrointestinal después de consumir salvia en grandes cantidades.

En raras ocasiones, el consumo excesivo de salvia puede provocar convulsiones en personas susceptibles.

Se ha informado de reacciones alérgicas a la salvia en algunas personas sensibles. Si experimentas síntomas como erupciones cutáneas, picazón o dificultad para respirar después de consumir salvia, es importante buscar atención médica.

Contraindicaciones:
Aunque la salvia se considera generalmente segura, hay algunas situaciones en las que se recomienda precaución o evitar su consumo:

Las mujeres embarazadas o en período de lactancia deben evitar el consumo de salvia, ya que puede tener efectos hormonales y estimular las contracciones uterinas.

Las personas que tienen trastornos convulsivos o antecedentes de convulsiones deben evitar la salvia, ya que puede desencadenar convulsiones en casos raros.

Aquellos que están programados para someterse a cirugía deben suspender el uso de la salvia al menos dos semanas antes de la operación, ya que puede interferir con la coagulación sanguínea.

Interacciones:
La salvia puede interactuar con ciertos medicamentos o

sustancias, lo que puede aumentar o disminuir su efectividad o causar efectos secundarios no deseados:

La salvia puede tener propiedades anticoagulantes, por lo que puede aumentar el riesgo de sangrado cuando se combina con medicamentos anticoagulantes como la warfarina.

También se ha informado de interacciones entre la salvia y medicamentos sedantes, como los barbitúricos o los benzodiazepinas, lo que puede potenciar sus efectos sedantes.

Uña de gato (Uncaria tomentosa)

Descripción:
La uña de gato es una planta trepadora que pertenece a la familia Rubiaceae. Tiene ramas delgadas y flexibles con espinas en forma de garra, de ahí su nombre. Sus hojas son opuestas y sus flores son pequeñas y de color blanco o amarillento.

Hábitat y cultivo:
La uña de gato es originaria de la selva amazónica y se encuentra en países como Perú, Ecuador y Colombia. Crece en climas cálidos y húmedos, en áreas con alta pluviosidad. Se cultiva en algunas regiones para su uso medicinal.

Partes utilizadas:
La corteza y las raíces de la uña de gato son las partes más utilizadas. Se recolectan de manera sostenible y se procesan para su posterior uso.

Componentes:
Contiene compuestos activos como alcaloides, flavonoides y triterpenos. Uno de los principales componentes es la pentacantina, la cual tiene propiedades antiinflamatorias y antioxidantes.

Historia y tradición:
En las antiguas culturas indígenas de la Amazonía, esta planta era considerada sagrada y se le atribuían poderes curativos y

protectoras. Los chamanes utilizaban la uña de gato como una herramienta espiritual y medicinal para tratar una amplia variedad de enfermedades y dolencias. Se creía que esta planta tenía el poder de purificar el cuerpo y el alma, aliviar el dolor y promover la salud en general.

En la medicina tradicional de las comunidades indígenas de América del Sur, la uña de gato ha sido utilizada para tratar una amplia gama de condiciones de salud. Algunos de los usos más comunes incluyen el tratamiento de dolencias articulares, como la artritis y la artrosis. Los compuestos activos presentes en la planta tienen propiedades antiinflamatorias y analgésicas, lo que ayuda a reducir la inflamación y aliviar el dolor en las articulaciones. Además, la uña de gato también se ha utilizado para tratar afecciones relacionadas con el sistema digestivo, como úlceras estomacales, gastritis y enfermedad inflamatoria intestinal.

Propiedades terapéuticas:
Ha sido reconocida por su capacidad para fortalecer el sistema inmunológico. Los compuestos bioactivos presentes en la planta estimulan la producción de células y moléculas que juegan un papel crucial en la defensa del cuerpo contra infecciones y enfermedades. Esta propiedad inmunomoduladora de la uña de gato ha llevado a su uso en el tratamiento de infecciones virales y bacterianas, así como en la prevención de enfermedades crónicas.

Además, se ha investigado el potencial anticancerígeno de la uña de gato. Se ha descubierto que algunos de los compuestos bioactivos presentes en esta planta pueden ayudar a inhibir el crecimiento y la propagación de las células cancerosas. Los estudios preliminares han mostrado resultados prometedores en la capacidad de la uña de gato para ayudar en el tratamiento complementario del cáncer, especialmente en combinación con otros tratamientos convencionales.

La uña de gato también ha sido utilizada para mejorar la salud cardiovascular. Se ha encontrado que ciertos compuestos de la planta tienen propiedades antioxidantes y antiinflamatorias, lo que puede ayudar a proteger el corazón y los vasos sanguíneos contra el daño oxidativo y la inflamación crónica. Además, se ha sugerido que la uña de gato tiene efectos positivos en la regulación de los niveles de colesterol y la presión arterial.

Curiosidades:
Recibe su nombre debido a las espinas afiladas y curvas que se asemejan a las garras de un gato.

Ha sido utilizada durante siglos por las comunidades indígenas de la región por sus propiedades medicinales.

Tradicionalmente, se ha utilizado para tratar una variedad de condiciones de salud, incluyendo problemas gastrointestinales, inflamación, infecciones y trastornos del sistema inmunológico.

Contiene compuestos activos como alcaloides, flavonoides y antioxidantes, los cuales contribuyen a sus efectos terapéuticos.

Efectos adversos o secundarios:
En general, se considera segura cuando se utiliza adecuadamente. Sin embargo, es posible que algunas personas experimenten efectos adversos o secundarios.

Algunas personas pueden experimentar malestar estomacal, diarrea o náuseas después de tomar suplementos de uña de gato. Estos efectos secundarios suelen ser leves y desaparecen por sí solos.

En casos raros, se han reportado reacciones alérgicas a la uña de gato, que pueden incluir erupciones cutáneas, picazón, hinchazón y dificultad para respirar. Si experimentas alguno de estos síntomas, debes buscar atención médica de inmediato.

Debido a que la uña de gato puede estimular el sistema inmunológico, algunas personas con enfermedades autoinmunes como el lupus o la esclerosis múltiple pueden experimentar un empeoramiento de los síntomas. Si tienes una condición de este tipo, es importante consultar con un profesional de la salud antes de usar la uña de gato.

Contraindicaciones:

Aunque la uña de gato es generalmente segura, existen algunas contraindicaciones a tener en cuenta.

Las personas que toman fármacos inmunosupresores o anticoagulantes deben tener precaución al usar la uña de gato, ya que puede interactuar con estos medicamentos y afectar su eficacia.

La uña de gato también puede tener propiedades estimulantes sobre el sistema inmunológico, por lo que no se recomienda su uso en personas que han recibido trasplantes de órganos o que están tomando medicamentos para suprimir el sistema inmunológico.

No se recomienda el uso de uña de gato durante el embarazo o la lactancia, ya que no se han realizado suficientes estudios para determinar su seguridad en estas etapas.

Interacciones:
Puede interactuar con ciertos medicamentos, por lo que es importante informar a tu médico o farmacéutico si estás considerando usar productos que contengan uña de gato.

Puede haber interacciones con fármacos anticoagulantes, inmunosupresores y fármacos para la presión arterial. Estas interacciones pueden aumentar el riesgo de efectos secundarios o reducir la eficacia de los medicamentos.

Además, la uña de gato puede interactuar con fármacos para la diabetes y otros suplementos herbales, por lo que es importante buscar asesoramiento médico antes de su uso.

OTRAS ALTERNATIVAS

Vivir con artrosis puede ser un desafío que afecta tanto el cuerpo como la mente, pero es importante recordar que existen alternativas naturales y terapias complementarias que pueden marcar una diferencia significativa en tu calidad de vida. Entender que cada caso es único y que las respuestas a estos enfoques pueden variar es fundamental. Es un proceso que requiere paciencia, voluntad de explorar diferentes opciones y, sobre todo, la capacidad de descubrir qué funciona mejor para ti. Con las herramientas adecuadas y un enfoque positivo, es posible avanzar hacia una mayor comodidad, movilidad y equilibrio que te permitan disfrutar más de cada día.

La acupuntura, una práctica ancestral de la medicina tradicional china, ha demostrado ser beneficiosa para muchas personas que viven con artrosis. Consiste en la inserción de agujas finas en puntos específicos del cuerpo con el objetivo de estimular el flujo energético y reforzar las capacidades naturales de recuperación del organismo. Muchas personas con artrosis han encontrado alivio en este método, que no solo ayuda a reducir el dolor, sino también a mejorar la movilidad. Al mismo tiempo, promueve una sensación de equilibrio entre cuerpo y mente, favoreciendo un estado de bienestar general que puede ser un valioso apoyo en el manejo de la condición.

Los masajes terapéuticos, como el sueco o las técnicas focalizadas, son otra opción que puede complementar los tratamientos para la artrosis. Estos masajes son especialmente útiles para aliviar la tensión muscular, mejorar la circulación y reducir la rigidez de las articulaciones, problemas comunes que suelen acompañar esta condición. Incluir masajes en tu rutina puede aportar una relajación profunda que, además de mejorar tu estado físico, puede tener un impacto positivo en tu bienestar general, ayudándote a sentirte más conectado contigo mismo y con tu cuerpo.

El uso de frío y calor es una herramienta sencilla y efectiva que muchas personas con artrosis encuentran útil para gestionar los síntomas en el día a día. Aplicar frío ayuda a calmar la inflamación y el dolor agudo, mientras que el calor actúa relajando músculos y articulaciones rígidas. Alternar estas terapias, según lo que tu cuerpo necesite en cada momento, puede ofrecer un alivio inmediato y aumentar tu sensación de confort, lo que te permitirá moverte con mayor libertad y tranquilidad en tu rutina diaria.

Dedicar tiempo a técnicas de relajación, como la meditación o la respiración consciente, también puede marcar una diferencia importante. Estas prácticas no solo son útiles para el cuerpo, sino también para la mente. Al gestionar el estrés físico y emocional asociado a la artrosis, puedes aliviar parte de la carga que esta condición pone sobre tu día a día. Bastan unos minutos al día enfocándote en la calma interior para sentirte más preparado para afrontar los síntomas y mantener un estado mental más positivo.

En realidad, no existe una solución única ni definitiva para la artrosis. Es un camino personal que exige escucharte, respetar tus límites y estar abierto a probar diferentes estrategias. Las alternativas naturales y complementarias funcionan mejor en combinación con los tratamientos médicos tradicionales, creando un enfoque de cuidado más completo y adaptado a tus necesidades individuales. La clave está en la constancia y en dar pequeños pasos que te lleven hacia una vida más sana y equilibrada.

Experimentar con distintas opciones como la acupuntura, los masajes, las terapias térmicas o la relajación puede ayudarte a descubrir lo que realmente te funciona. Cada esfuerzo que hagas cuenta y suele ser un paso hacia la recuperación de tu bienestar. Con paciencia y perseverancia, y manteniendo una actitud abierta para explorar soluciones, puedes cambiar la forma en que enfrentas esta condición, transformando tus días con una nueva perspectiva. Está en tus manos empezar hoy mismo ese cambio. ¡Recuerda que tu salud es tu mayor tesoro y siempre hay tiempo para mejorar tu vida!

Ejercicios para aliviar el dolor

El ejercicio físico es una de las herramientas más recomendadas por los profesionales de la salud para enfrentar la artrosis, ya que aporta múltiples beneficios que hacen una diferencia en tu bienestar. Practicar actividad física regularmente no solo te ayudará a combatir el dolor, sino que también fortalecerá los ligamentos y músculos que rodean las articulaciones, brindándoles mayor soporte y estabilidad. Además, es clave para mejorar la movilidad de las articulaciones afectadas, facilitando que recuperes comodidad y funcionalidad en tu día a día.

Recuerda que la clave está en realizar cada ejercicio de forma lenta y controlada, prestando atención a tu cuerpo para evitar lesiones adicionales. Escucha a tus articulaciones, adapta el ritmo y asegúrate de mantener un enfoque consciente durante cada movimiento. Esto te permitirá aprovechar al máximo los beneficios del ejercicio sin comprometer tu seguridad.

- **Ejercicios para las rodillas**: Siéntate en una superficie firme con la espalda recta y las piernas colgando. Intenta levantar cada pie lo más alto que puedas sin mover el muslo. Mantén la pierna en alto durante 2 ó 3 segundos antes de bajarla lentamente. Repite este ejercicio de 5 a 20 veces.

- **Ejercicios para las manos y muñecas**: Realiza movimientos de flexión y extensión con el puño cerrado, luego ábrelo gradualmente. Después, realiza rotaciones lentas de la muñeca manteniendo la mano semicerrada. Repite estos movimientos de 5 a 20 veces.

- **Ejercicios para las caderas y lumbares**: Acuéstate boca arriba en un colchón firme, colchoneta o manta doblada en el suelo. Junta las piernas y flexiona una pierna, llevando la rodilla hacia el pecho lentamente. Cambia de pierna en cada repetición. Si sientes dolor en la zona lumbar al realizar este ejercicio, puedes mantener la pierna en el suelo flexionada con el pie apoyado. Repite este ejercicio de 5 a 20 veces.

- **Ejercicios para las cervicales**: Puedes realizarlos de pie o sentado. Mantén el resto de la columna vertebral recta y ve inclinando suave y lentamente la cabeza de derecha a izquierda. Después, inclina la cabeza hacia delante llevando la barbilla hacia el pecho. A continuación, inclina la cabeza hacia atrás, pero con cuidado de no exagerar el movimiento. Por último, acerca lentamente la oreja derecha hacia el hombro derecho y luego cambia de lado. Para este último estiramiento, asegúrate de mantener los hombros bajos, relajados y quietos, sin elevarlos. Repite cada movimiento de 5 a 20 veces.

Se recomienda realizar esta rutina de ejercicios de forma regular, idealmente todos los días o al menos cuatro veces por semana. Es fundamental que adaptes la intensidad y el número de repeticiones según tu nivel de comodidad y tus capacidades individuales. Antes de iniciar cualquier programa de ejercicios, especialmente si tienes condiciones médicas preexistentes, consulta siempre con un profesional de la salud para garantizar un enfoque seguro y adecuado a tus necesidades.

Además de los ejercicios previamente mencionados, hay muchas otras alternativas que pueden ayudarte a fortalecer los músculos y mejorar la movilidad de las articulaciones afectadas por la artrosis. A continuación, se comparten algunas sugerencias adicionales para complementar tu rutina y maximizar sus beneficios.

- **Ejercicios aeróbicos de bajo impacto**: Caminar, nadar, andar en bicicleta estática o usar una máquina elíptica son ejemplos de ejercicios aeróbicos de bajo impacto que ayudan a fortalecer los músculos y mejorar la circulación sanguínea sin colocar demasiada presión sobre las articulaciones. Intenta realizar estas actividades al menos 3 veces por semana durante 30 minutos o más.

- **Ejercicios de fortalecimiento muscular**: El fortalecimiento de los músculos que rodean las articulaciones puede aliviar la presión sobre ellas y proporcionar un mayor soporte. Algunos ejercicios recomendados son:

  - *Sentadillas*: Colócate de pie con los pies separados al ancho de los hombros. Dobla las rodillas y baja las caderas hacia el suelo como si te fueras a sentar en una silla imaginaria. Luego, vuelve a la posición inicial. Repite de 10 a 15 veces.

- *Levantamiento de piernas*: Acuéstate boca arriba y levanta una pierna hacia arriba lo más que puedas sin doblarla. Mantén la posición durante unos segundos y luego baja lentamente la pierna. Repite con la otra pierna. Realiza de 10 a 15 repeticiones con cada pierna.

- *Elevación de talones*: Párate cerca de una pared o sosteniéndote de una silla para mantener el equilibrio. Levanta lentamente los talones del suelo hasta estar de puntillas y luego baja los talones nuevamente. Repite de 10 a 15 veces.

• **Estiramientos**: Los estiramientos son importantes para mantener la flexibilidad y mejorar el rango de movimiento de las articulaciones. Algunos ejercicios de estiramiento recomendados incluyen:

- *Estiramiento del cuádriceps:* Sujeta el tobillo de una pierna y lleva el talón hacia los glúteos, manteniendo la rodilla cerca del otro muslo. Mantén la posición durante unos segundos y luego cambia de pierna. Realiza de 10 a 15 repeticiones con cada pierna.

- *Estiramiento de los isquiotibiales:* Siéntate en el suelo con las piernas estiradas frente a ti. Inclina el torso hacia adelante, tratando de tocar los dedos de los pies. Mantén la posición durante unos segundos y luego regresa a la posición inicial. Repite de 10 a 15 veces.

- *Estiramiento del cuello:* Inclina lentamente la cabeza hacia un lado, tratando de llevar la oreja hacia el hombro. Mantén la posición durante unos segundos y luego repite hacia el otro lado. Realiza de 10 a 15 repeticiones en cada dirección.

• **Yoga y Tai Chi**: Estas prácticas milenarias combinan movimientos suaves, estiramientos y ejercicios de respiración profunda que pueden ayudar a mejorar la flexibilidad, el equilibrio y reducir el estrés. Busca clases de yoga o Tai Chi especialmente diseñadas para personas con problemas articulares.

Escucha siempre a tu cuerpo y adapta los ejercicios según tu comodidad. Si sientes dolor intenso, detente y consulta con un profesional de la salud. Calienta antes de ejercitarte y enfría después para evitar lesiones. Para mayor seguridad, considera la guía de un fisioterapeuta especializado en artrosis.

Otros remedios caseros

Si tus articulaciones no presentan signos evidentes de enrojecimiento o inflamación, puedes complementar los tratamientos tradicionales con algunos remedios caseros que pueden ayudarte a aliviar los síntomas de la artrosis. Estas alternativas, basadas en ingredientes naturales, son fáciles de preparar en casa y pueden ofrecer momentos de confort y bienestar. A continuación, se presentan dos opciones sencillas:

- **Hinojo con sal**

Ingredientes:
- 240 gramos de sal
- 60 gramos de hinojo
- Aceite

Procedimiento:
1. En una sartén, calienta la sal y el hinojo con un poco de aceite, removiendo constantemente, hasta que estén bien calientes.
2. Retira la mezcla del fuego y envuélvela en un trapo o tela de algodón.
3. Aplica el paquete en la zona afectada durante 1 hora, 2 veces al día.
4. Repite este procedimiento durante 5 días, preparando una nueva mezcla cada vez.

- **Arroz cocido con sal**

Ingredientes:
- 1 porción de sal por cada 4 porciones de arroz cocido

Procedimiento:
1. Mezcla bien el arroz cocido recién preparado con la sal.
2. Coloca la mezcla en un cuenco y deja que humee durante aproximadamente 3 minutos.
3. Espera a que la temperatura baje un poco para evitar quemaduras.
4. Envuelve el cuenco en una tela o trapo de algodón y aplícalo en la zona dolorida durante 1 hora.
5. Realiza este procedimiento una vez al día durante 5 días seguidos.

Otras alternativas

En el camino hacia el alivio de los síntomas de la artrosis, existen prácticas complementarias que pueden ser útiles para mejorar la salud de tus articulaciones. Estas alternativas ofrecen métodos sencillos y accesibles, así como enfoques más especializados que favorecen la regeneración y el bienestar general. Aquí tienes dos opciones que podrías considerar:

- **Agua salada**

Cómo usarla: Si tienes acceso al mar, siéntate en la orilla y sumerge la zona afectada (pies, piernas u otras articulaciones) en el agua salada durante 15 a 20 minutos, aprovechando sus propiedades naturales. Si no puedes acceder al mar, llena un cubo con agua caliente y añade entre 3 y 5 kilogramos de sal marina. Remueve bien para que la sal se disuelva y sumerge la articulación en esta solución, disfrutando del calor y el alivio que proporciona.

Frecuencia: Realiza esta práctica diariamente. Si usas agua de mar, continúa durante aproximadamente un mes para empezar a notar resultados. Con la opción casera de agua caliente con sal, repite el proceso cada día hasta experimentar mejoría en los síntomas.

- **Terapia de andulación**

La "terapia de andulación" es una opción avanzada y altamente efectiva en el tratamiento de la artrosis. Este enfoque biofísico actúa directamente sobre la circulación sanguínea y promueve la relajación profunda del tejido articular. Además, estimula el metabolismo en profundidad, ayudando a suministrar nutrientes y oxígeno esenciales a los tejidos afectados.

Gracias a sus beneficios, esta terapia no solo puede aliviar los síntomas, sino también detener el desgaste del cartílago y prevenir su deterioro progresivo. Es una herramienta prometedora para mejorar la calidad de vida de quienes conviven con la artrosis.

Cómo usarla: La terapia de andulación se realiza mediante equipos especializados que generan vibraciones y calor controlado, favoreciendo la circulación sanguínea, la relajación profunda de los tejidos articulares y la estimulación del metabolismo. Puedes acceder a esta terapia en centros especializados o adquirir un dispositivo para uso doméstico. Estos equipos están disponibles en muchos países del mundo y son fabricados por la reconocida marca HHP, lo que garantiza la calidad y efectividad de sus dispositivos. Al contar con uno en casa, puedes realizar la terapia cómodamente en el momento que prefieras, siguiendo las recomendaciones del fabricante o de un profesional de la salud. Estos dispositivos suelen ser promocionados a través de diversas plataformas digitales, incluidas redes sociales como Facebook, así como en sitios web oficiales de distribuidores autorizados, lo que facilita el acceso y conocimiento del producto por parte de los usuarios interesados.

Frecuencia: Se recomienda realizar sesiones de 15 a 30 minutos, entre 2 y 3 veces por semana. Sin embargo, la frecuencia puede ajustarse según las necesidades y pautas que te indique un especialista o el manual de uso del dispositivo. Las mejoras suelen ser progresivas y acumulativas con un uso constante.

- **Compresas de arcilla**

La arcilla es conocida por sus propiedades antiinflamatorias y calmantes, lo que la hace ideal para aliviar molestias en las articulaciones.

Cómo usarla: Mezcla arcilla verde o roja con agua tibia hasta formar una pasta homogénea. Aplica esta pasta sobre la articulación afectada, cubre con un paño limpio y deja actuar durante 20-30 minutos. Retira con agua tibia.

Frecuencia: Puedes realizar este tratamiento una vez al día durante una o dos semanas para obtener mejores resultados.

- **Baños de hierbas medicinales**
Un baño relajante con hierbas puede no solo aliviar el dolor articular, sino también promover la relajación general del cuerpo.

Ingredientes: Entre las hierbas más recomendadas están el romero, la manzanilla y la cola de caballo.

Cómo hacerlo: Hierve unas ramas o bolsas de estas hierbas en agua durante 10 minutos, cuela la infusión y agrégala al agua tibia de la bañera. Sumérgete durante 20-30 minutos, asegurándote de que las articulaciones estén completamente cubiertas.

Frecuencia: Este baño se puede repetir 2-3 veces por semana.

Masajes para aliviar el dolor

Realizarte un masaje suave en la articulación afectada puede ayudarte a mejorar la circulación sanguínea, drenar líquidos acumulados, aliviar el dolor y favorecer la regeneración del líquido sinovial. Para ello, puedes utilizar una crema o aceite específico para la artrosis, disponible en farmacias, o elaborar uno de forma casera siguiendo estos pasos:

Preparación del aceite de masaje

1. Necesitarás aceite esencial puro, aceite base vegetal y una botella pequeña oscura.

2. Combina los aceites esenciales. Algunos de los aceites esenciales más recomendables para mejorar los síntomas de la artrosis son el aceite de árnica, eucalipto, harpagofito, jengibre, menta y romero. Es importante asegurarse de que los aceites esenciales sean 100% puros. Puedes optar por utilizar sólo un aceite esencial o mezclar varios según tus preferencias.

3. Escoge un aceite base. Los aceites esenciales puros no se deben aplicar directamente sobre la piel, ya que podrían irritarla. Por ello, es necesario mezclarlos con un aceite base vegetal. Algunos de los mejores aceites base para la artrosis son el aceite de oliva y el de almendras.

4. Mezcla los aceites esenciales y el aceite base. Para los adultos, se recomienda utilizar de 15 a 25 gotas de aceites esenciales por cada 30 ml de aceite base. Una vez agregados los aceites a la botella, agítala bien para mezclarlos por completo. Es recomendable utilizar botellas oscuras, ya que los aceites se pueden degradar más rápidamente cuando se exponen a la luz.

5. Guarda el aceite en un lugar fresco y oscuro. Por lo general, es mejor mezclar los aceites cuando los necesites, pero si deseas almacenarlos, asegúrate de encontrar un lugar fresco, seco y oscuro. Debido a que los aceites base son aceites vegetales, pueden deteriorarse con el tiempo. Las mezclas que utilizan aceite de oliva y aceite de almendras suelen tener una duración de 6 a 12 meses. Evita utilizar un aceite si tiene un olor rancio. Asegúrate de almacenarlos en un recipiente oscuro y bien cerrado.

6. Realiza un suave masaje en tu articulación dolorida al menos dos veces al día. Aplica una cantidad adecuada de aceite sobre la piel y masajea suavemente la zona afectada. Deja que el aceite repose sobre la piel durante al menos una hora para que pueda penetrar en profundidad.

Recuerda que el masaje debe ser suave y nunca causar dolor. Si sientes incomodidad o irritación, detén su uso y consulta con un profesional de la salud. Los masajes con aceites funcionan como complemento del tratamiento médico, pero no lo reemplazan. Siempre consulta con tu médico antes de probar nuevos remedios o terapias.

Aquí tienes información ampliada sobre diferentes tipos de masajes que pueden ayudar a aliviar los síntomas de la artrosis:

- **Masaje sueco**: Este tipo de masaje utiliza técnicas como el amasamiento, la fricción y la presión para relajar los músculos, mejorar la circulación y aliviar la tensión. Es especialmente útil para reducir el dolor y la rigidez en las articulaciones afectadas por la artrosis. El masaje sueco se realiza con movimientos largos y fluidos, combinados con presiones más profundas en áreas específicas.

- **Masaje de tejido profundo**: Este masaje se enfoca en liberar la tensión muscular profunda y los puntos gatillo. El terapeuta utiliza técnicas de presión intensa y movimientos lentos para llegar a las capas más profundas de los músculos y tejidos conectivos. El masaje de tejido profundo puede ayudar a reducir la inflamación, mejorar la movilidad y aliviar el dolor causado por la artrosis.

- **Masaje de tejido conectivo**: Este tipo de masaje se centra en los tejidos conectivos que rodean los músculos y las articulaciones. El terapeuta utiliza técnicas de estiramiento y presión para liberar la tensión y mejorar la elasticidad de los tejidos. El masaje de tejido conectivo puede ayudar a mejorar la circulación, reducir la rigidez y promover la regeneración del tejido en las articulaciones afectadas.

- **Masaje tailandés**: Originario de Tailandia, este masaje combina técnicas de presión, estiramientos y movimientos de yoga. El terapeuta utiliza sus manos, codos, rodillas y pies para aplicar presión en puntos específicos del cuerpo. El masaje tailandés puede ayudar a mejorar la flexibilidad, aliviar la tensión muscular y mejorar la circulación en las articulaciones afectadas por la artrosis.

- **Masaje de drenaje linfático**: Este tipo de masaje se enfoca en estimular el sistema linfático para promover la eliminación de toxinas y reducir la inflamación. El terapeuta utiliza movimientos suaves y rítmicos para estimular el flujo linfático. El masaje de drenaje linfático puede ayudar a reducir la hinchazón y aliviar el dolor en las articulaciones afectadas por la artrosis.

Es fundamental consultar con un terapeuta especializado antes de probar cualquier masaje para la artrosis, ya que no todos son adecuados para todas las personas. El masaje debe ser personalizado según tu condición y siempre complementario, nunca sustituto, del tratamiento médico indicado. Además, debe evitarse en casos de inflamación aguda o dolor intenso.

"Cuidar tus articulaciones, apoyar un sueño"

Gracias por interesarte en este proyecto. Escribir sobre salud natural no es solo mi trabajo: es mi verdadera pasión. Dedico cada día tiempo, investigación y amor para convertir los conocimientos en herramientas prácticas y accesibles que puedan ayudarte a mejorar tu calidad de vida, cuidar tu salud de manera natural y enfrentar tus desafíos con confianza.

Este libro no es simplemente un producto: es un puente entre mi experiencia y tu deseo de transformar tu bienestar. Cada palabra, cada investigación y cada página han sido creadas con el compromiso de proporcionarte contenido útil y transformador, pensado para acompañarte en tu camino hacia una vida más saludable.

Como autora independiente, la venta de estos libros no solo respalda mi labor y misión, sino que también es el principal sustento para mi familia. Tu decisión de adquirir este libro tiene un impacto directo: me permite seguir creando obras accesibles y llenas de valor para personas como tú, que buscan mejorar su vida con soluciones naturales y responsables.

He mantenido el precio reducido para que este contenido esté al alcance de todos. Por ello, tu honestidad al comprar y valorar mi trabajo es fundamental para que este proyecto continúe. Espero que este libro te inspire, te guíe y marque una diferencia positiva en tu vida. Gracias por permitirme ser parte de tu bienestar.

NOTA FINAL

Muchas gracias por escoger este libro para acompañarte en tu camino hacia una salud plena. Si la información, los consejos y/o los remedios que aquí comparto te resultan útiles, ¿me harías un gran favor? Dedicar un minuto a dejar tu reseña o valoración (varias estrellas) es una forma increíble de ayudarme a seguir creando contenido valioso y, a la vez, de orientar a otras personas que, como tú, buscan mejorar su salud y bienestar. ¡Mil gracias por formar parte de esta comunidad de bienestar!

Con gratitud,
       Isabel

Nota importante sobre la impresión y el envío:
Todos mis libros en papel son enviados a imprimir y distribuidos exclusivamente por Amazon y sus imprentas asociadas. Si tuvieras algún problema con la calidad de la impresión o con la entrega, por favor, contacta directamente con su servicio de Atención al Cliente para solucionarlo.

Como autora, no tengo control sobre estos procesos, así que te agradecería enormemente que tus reseñas se centrasen únicamente en el "contenido, remedios o información" de esta obra. Algunos lectores dejan valoraciones negativas por cuestiones de envío o encuadernación, desconociendo que, desgraciadamente, escapan totalmente a mi gestión y resolución. ¡Gracias de corazón por tu comprensión!

LIBROS DE LA AUTORA

- **ALERGIAS**. Alimentos, Hierbas y Suplementos
- **ANSIEDAD**. Alimentos y Plantas Medicinales
- **ARTRITIS**. Alimentos y Plantas Medicinales
- **ARTROSIS**. Alimentos y Plantas Medicinales
- **COLESTEROL**. Alimentos y Plantas Medicinales
- **DIABETES**. Alimentos, Hierbas y Suplementos
- **ESTREÑIMIENTO**. Alimentos y Plantas Medicinales
- **FIBROMIALGIA**. Alimentos y Plantas Medicinales
- **GASTRITIS**. Alimentos y Plantas Medicinales
- **HEMORROIDES**. Alimentos y Plantas Medicinales
- **HIPERTENSIÓN**. Alimentos y Plantas Medicinales
- **INSOMNIO**. Alimentos y Plantas Medicinales
- **MENOPAUSIA**. Alimentos y Plantas Medicinales
- **REFLUJO**. Alimentos y Plantas Medicinales
- **SIBO**. Alimentos y Plantas Medicinales
- **VARICES**. Alimentos y Plantas Medicinales

"Raíces que Inspiran:
De los Obstáculos a Nuevos Horizontes"

Nacida en 1971, en Gáldar, Gran Canaria, Isabel creció en un entorno cargado de tradición y sabiduría ancestral. Rodeada de los conocimientos de su tierra, aprendió desde pequeña a apreciar el poder sanador de las plantas medicinales, los remedios caseros y la importancia de la alimentación como pilares para cuidar la salud del cuerpo y el alma. Este legado, transmitido de generación en generación, no solo marcó su infancia, sino que encendió en ella una pasión profunda por la medicina natural, una pasión que más tarde se convertiría en el motor de su vida.

El camino, sin embargo, no fue fácil. En su juventud, Isabel se enfrentó a una etapa llena de desafíos: tras separarse, asumió sola la responsabilidad de criar a sus hijas. Eran tiempos complicados, donde la maternidad la empujaba al límite de su fortaleza, pero también alimentaba su determinación de seguir adelante. A pesar de los momentos de incertidumbre, nunca flaqueó. Su fuerza residía en una convicción férrea: mantenerse fiel a sus valores y a su conexión con la salud natural, que siempre había sido su refugio e inspiración.

Lejos de detenerla, las adversidades avivaron su pasión por aprender. Robaba horas al día y a la noche para sumergirse en libros, estudiar plantas medicinales y explorar nuevas formas de sanar. Durante años, dedicó cada momento disponible a estudiar naturopatía, nutrición y terapias complementarias. Todo su esfuerzo no solo ha beneficiado a su familia, sino que ha dejado una huella en las muchas personas que han acudido a ella buscando consejo, confianza y una guía clara para transformar sus vidas.

El verdadero punto de inflexión llegó en los años 90, cuando, decidida a profesionalizar su vocación, se formó como terapeuta en naturopatía y salud alternativa. Esta decisión fue el catalizador que abrió nuevas puertas y multiplicó su impacto. Su conocimiento, junto con su pasión genuina, la impulsó a ayudar a un mayor número de personas; cada historia de sanación reforzaba su propósito, mientras reconstruía su vida desde su pasión por ayudar.

Pero su espíritu inquieto aún deseaba más. En 2017, impulsada por el deseo de inspirar y guiar desde la distancia, dio un paso audaz: comenzó a escribir con el propósito de compartir todo lo que había aprendido. Sus libros, nacidos desde la experiencia y redactados con un lenguaje auténtico y cercano, no solo transmiten conocimientos, sino que también empoderan a quienes buscan vivir con más salud y equilibrio. Cada página refleja su calidez, ofreciendo recetas, consejos y alternativas naturales que invitan a sus lectores a una transformación desde lo más esencial.

Hoy, las obras de Isabel han tocado la vida de muchas de personas, especialmente aquellas que enfrentan incertidumbre sobre su salud o buscan reconectar con un estilo de vida más consciente. Su historia es un recordatorio de que, incluso en las pruebas más difíciles, es posible encontrar un propósito mayor. Su resiliencia y constancia han hecho posible no solo transformar su propia vida, sino también iluminar el camino para quienes buscan bienestar en la conexión entre lo natural y lo humano. Su legado y trabajo son una celebración de la vida en armonía con la naturaleza y de la conexión entre lo humano y lo natural–una prueba viviente de que los obstáculos pueden convertirse en cimientos para construir nuevos horizontes, y una invitación a cuidarnos desde el respeto, la consciencia y nuestra relación con la naturaleza.

BIBLIOGRAFIA Y ESTUDIOS CIENTIFICOS

1. "Guía de remedios naturales" - Jorge Pamplona Roger

2. "El poder de las plantas" - Carlos Kozel

3. "Plantas medicinales: El Dioscórides renovado" - Pío Font Quer

4. "Herbal Medicine: Biomolecular and Clinical Aspects" - Iris F. F. Benzie y Sissi Wachtel-Galor

5. "Pharmacognosy and Phytotherapy" - Francisco Javier Alguacil Merino

6. "Principles and Practice of Phytotherapy" - Simon Mills y Kerry Bone

7. "Plantas medicinales de uso común en Chile" - Jaime Elías

8. "The Complete Herbal Guide: A Natural Approach to Healing the Body" - Stacey Chillemi

9. "Natural Remedies for Inflammation" - Christopher Vasey

10. "Remedios herbolarios: El poder de las plantas" - Anne McIntyre

11. "The Green Pharmacy: Herbal Remedies for Common Diseases" - James A. Duke

12. "Plantas medicinales: Medicina natural para el siglo XXI" - Andrew Chevallier

13. "Herbal Remedies for Joint Pain" - Melanie Wenzel

14. "The Encyclopedia of Medicinal Plants" - Andrew Chevallier

15. "Advanced Botanical Prescribing" - Kerry Bone

16. "Materia Médica: Plantas medicinales, usos y aplicaciones" - Ana María Lajusticia Bergasa

17. "The Complete Guide to Herbal Medicines" - Charles W. Fetrow y Juan R. Avila

ESTUDIOS CIENTIFICOS
1. "Intra-Articular Hyaluronic Acid in the Treatment of Knee Osteoarthritis: A Meta-Analysis" - Wang Y, Hall S, Hanna F, Wluka AE, Grant G, Marks P, Jones G, Cicuttini F.

2. "Efficacy and safety of hyaluronic acid in the treatment of knee osteoarthritis" - Bannuru RR, Natov NS, Obadan IE, Price LL, Schmid CH, McAlindon TE.

3. "Hyaluronic acid: perspectives in the management of knee osteoarthritis" - Ayhan E, Kesmezacar H, Akgun I.

4. "Boswellia serrata extract as a potential anti-inflammatory agent: a review of evidence" - Siddiqui MZ.

5. "Comparative efficacy of two different Boswellia serrata extracts in patients with osteoarthritis of the knee" - Sengupta K, Alluri KV, Satish AR, Mishra S, Golakoti T, Sarma KV, Dey D.

6. "Boswellia serrata: An overall assessment of in vitro, preclinical, pharmacokinetic and clinical data" - Roy S, Khanna S, Krishnaraju AV, Subbaraju GV, Yasmin T, Bagchi D, Bagchi M, Sen CK.

7. "The role of collagen hydrolysate in bone and joint disease" - Moskowitz RW.

8. "Efficacy and tolerability of oral collagen in the treatment of osteoarthritis" - Benito-Ruiz P, Camacho-Zambrano MM, Carrillo-Arcentales JN, Mestanza-Peralta MA, Vallejo-Flores CA, Vargas-López SV, Villacrés-Granda I, Zurita-Gavilanes LA.

9. "Effect of collagen hydrolysate in articular pain: a 6-month randomized, double-blind, placebo controlled study" - Bruyère O, Zegels B, Leonori L, Rabenda V, Janssen A, Bourges C, Reginster JY.

10. "Chondroitin sulfate as a symptomatic slow-acting drug for osteoarthritis" - Hochberg MC, Martel-Pelletier J, Monfort J, Möller I, Castillo JR, Arden NK, Berenbaum F, Blanco FJ, Conaghan PG, Doménech G.

11. "Chondroitin sulfate: a review of its properties and

therapeutic potential in osteoarthritis" - Uebelhart D, Thonar EJ, Delmas PD, Chantraine A, Vignon E.

12. "Efficacy and safety of chondroitin sulfate from bio-fermentation in the treatment of symptomatic knee osteoarthritis" - Reginster JY, Dudler J, Blicharski T, Pavelka K.

13. "Curcumin: a promising anti-inflammatory agent for arthritic diseases" - Aggarwal BB, Harikumar KB.

14. "Efficacy and Safety of Curcuma domestica Extracts in Patients with Knee Osteoarthritis" - Kuptniratsaikul V, Thanakhumtorn S, Chinswangwatanakul P, Wattanamongkonsil L, Thamlikitkul V.

15. "The effect of curcumin on cartilage matrix degradation in osteoarthritis" - Henrotin Y, Priem F, Mobasheri A.

16. "Glucosamine for the treatment of osteoarthritis: a systematic quality assessment and meta-analysis" - McAlindon TE, LaValley MP, Gulin JP, Felson DT.

17. "Glucosamine sulfate use and delay of progression of knee osteoarthritis: a 3-year, randomized, placebo-controlled, double-blind study" - Pavelka K, Gatterová J, Olejarová M, Machacek S, Giacovelli G, Rovati LC.

18. "Effects of glucosamine sulfate on osteoarthritis: an update" - Herrero-Beaumont G, Ivorra JA, Del Carmen TM, Blanco FJ, Benito P, Martín-Mola E, Paulino J, Marenco JL, Laffon A.

19. "MSM: its use in osteoarthritis" - Usha PR, Naidu MU.

20. "Effects of methylsulfonylmethane supplementation on knee osteoarthritis" - Debbi EM, Agar G, Fichman G, Ziv YB, Kardosh R, Halperin N, Elbaz A, Beer Y, Debi R.

21. "A multicentered, open-label trial on the safety and efficacy of methylsulfonylmethane in pacientes con artrosis de rodilla" - Kim LS, Axelrod LJ, Howard P, Buratovich N, Waters RF.

22. "Magnesium supplementation in osteoarthritis: An overview" - Rosanoff A, Weaver CM, Rude RK.

23. "The role of magnesium in pain management of osteoarthritis: A literature review" - Veronese N, Berton L, Carraro S, Bolzetta F, De Rui M, Perissinotto E, Toffanello ED,

Bano G, Punzi L, Solmi M.

24. "Magnesium and osteoarthritis: a systematic review" - Zeng C, Li H, Wei J, Yang T, Deng ZH, Yang Y, Li XX, Lei GH.

25. "Omega-3 fatty acids and osteoarthritis" - Calder PC, Laviano A, Lonnqvist F, Muscaritoli M, Rossi Fanelli F.

26. "Omega-3 fatty acids as an anti-inflammatory: an alternative to nonsteroidal anti-inflammatory drugs for discogenic pain" - Maroon JC, Bost JW, Maroon A.

27. "Dietary fatty acids, fish oil and osteoarthritis" - Hill CL, March LM, Aitken D, Lester S, Battersby R, Hynes K, Dalbeth N, Jones G.

28. "Vitamin C in the treatment and prevention of osteoarthritis" - McAlindon TE, Jacques P, Zhang Y, Hannan MT, Aliabadi P, Weissman BN, Felson DT.

29. "Vitamin C supplementation in osteoarthritis: a systematic review" - Chaganti RK, Lane NE.

30. "Ascorbic acid supplementation for osteoarthritis: a systematic review" - Magrans-Courtney T, Saag KG, Semanik P, Chang RW, Moisio KC, Dunlop DD.

31. "Vitamin D and its role in osteoarthritis: A systematic review" - Sanghi D, Mishra A, Sharma AC, Raj S, Natu SM, Agarwal S, Srivastava RN.

32. "The role of vitamin D in the prevention and management of osteoarthritis: A consensus statement from the European Society for Clinical and Economic Aspects of Osteoporosis and Osteoarthritis (ESCEO)" - Bruyère O, Cavalier E, Souberbielle JC, Bischoff-Ferrari HA, Beaudart C, Buckinx F, Cooper C, Kanis JA, Rizzoli R, Reginster JY.

33. "Vitamin D status and its relationship with osteoarthritis in older adults: the Hertfordshire Cohort Study" - Edwards MH, Cole ZA, Harvey NC, Sayer AA, Dennison EM, Cooper C.

34. "Betula pendula: A review of its traditional uses, phytochemistry and pharmacology" - Taheri Y, Suleria HA, Martins N, Sytar O, Beyatli A, Beyatli D, Da Silva L.

35. "Anti-inflammatory and anti-arthritic activity of Betula

pendula" - Khan H, Nabavi SM, Mubarak MS.

36. "The effect of birch leaf extract on osteoarthritis: A randomized, double-blind, placebo-controlled clinical trial" - Guarrera PM, Forti G, Marignoli S.

37. "Equisetum arvense in the management of osteoarthritis: a review" - Benedek B, Kopp B, Melzig MF.

38. "The role of Equisetum arvense in joint health: a clinical perspective" - Ross SM.

39. "Evaluation of the anti-inflammatory potential of Equisetum arvense" - De Melo GO, Malvar DC, Vanderlinde FA, Rocha FF, Pires PA, Costa EA, Antunes E, Ferreira TS.

40. "Harpagophytum procumbens for osteoarthritis and low back pain: A systematic review" - Gagnier JJ, van Tulder MW, Berman BM, Bombardier C.

41. "Efficacy of Harpagophytum procumbens in the treatment of osteoarthritis: a meta-analysis" - Wegener T, Lüdtke R.

42. "Devil's claw (Harpagophytum procumbens) in the treatment of osteoarthritis: a review" - Blumenthal M, Goldberg A, Brinckmann J.

43. "Ginger and osteoarthritis: A systematic review of scientific evidence" - Bartels EM, Folmer VN, Bliddal H, Altman RD, Juhl C, Tarp S, Zhang W, Christensen R.

44. "The effectiveness of ginger in the treatment of osteoarthritis" - Haghighi M, Khalvat A, Toliat T

45. "Efficacy of ginger for osteoarthritis: a systematic review and meta-analysis of randomized controlled trials" - Tanaka M, Misawa E, Ito Y, Habara N, Nomaguchi K, Yamada M, Higuchi R, Shibusawa T, Yamada S, Matsuura T.

46. "The role of nettle (Urtica dioica) in arthritis treatment: A review" - Riehemann K, Behnke B, Schulze-Osthoff K.

47. "Nettle extract in the treatment of osteoarthritis: a double-blind randomized controlled trial" - Chrubasik S, Pittler MH, Roufogalis BD.

48. "Urtica dioica for the treatment of osteoarthritis: efficacy

and safety" - Teucher T, Obertreis B, Ruttkowski T, Schmitz H.

49. "The anti-inflammatory effects of Salvia species in osteoarthritis" - Wang Y, Hong C, Zhou C, Xu D, Wang H, Wang Y, Luo L, Mao Y, Zhang H, Li J, Han J.

50. "Salvia miltiorrhiza: potential therapeutic applications in osteoarthritis" - Zhou L, Zuo Z, Chow MS.

51. "The role of Salvia in joint health: a clinical overview" - Yimam M, Jiao P, Hong M, Jia Q.

52. "Uncaria tomentosa (Cat's Claw): A review of its traditional uses, phytochemistry, and pharmacology" - Pilarski R, Zieliński H, Ciesiołka D, Gulewicz K, Sadowska H.

53. "The anti-inflammatory potential of Uncaria tomentosa in arthritis" - Riva A, Coradini D, Di Fronzo G, De Pasquale A, Maffezzini M, Mazzini G, Morazzoni P, Bombardelli E.

54. "Efficacy of Uncaria tomentosa in the treatment of osteoarthritis: a review" - Keplinger K, Laus G, Wurm M, Dierich MP, Teppner H.

AVISO LEGAL Y CREDITOS	**2**
Prólogo: Una Guía para el Bienestar	**4**
INTRODUCCIÓN	**5**
LA ARTROSIS	**7**
Tipos de artrosis	9
Síntomas de artrosis	16
Causas de la artrosis	18
Posibles complicaciones a largo plazo	23
Disminución de los síntomas y prevención	24
Consejos clave para cuidarte	30
Pruebas médicas diagnósticas	31
Signos de alarma	33
PREGUNTAS Y RESPUESTAS	**36**
111 Preguntas y Respuestas	37
PLAN PRACTICO RECOMENDADO	**58**
SUPLEMENTOS NUTRICIONALES	**61**
Precauciones esenciales	62
Suplementos nutricionales y artrosis	62
Ácido hialurónico	64
Boswellia	65
Colágeno	66
Condroitina	67
Cúrcuma	68
Glucosamina	70
Magnesio	71
MSM	73
Omega-3	74
Vitamina C	75
Vitamina D	76
Regeneración del cartílago: Un camino posible	77

Efectos adversos, contraindicaciones e interacciones   80

ALIMENTOS QUE TRANSFORMAN   84

Comprendiendo el vínculo entre nutrición y salud   85
Alimentación y artrosis   87
Alimentos que curan según la MTC   89
    Almendras   89
    Apio   89
    Cerezas   89
    Melón   90
    Nueces   90
Alimentos y bebidas aconsejados   90
Nutrientes clave   92
Alimentos y bebidas a evitar   93
Formas de cocinar y salud   95
Apoyo para la artrosis: Recetas fáciles y deliciosas   97

ZUMOS Y JUGOS   104

Zumos y jugos: Descubre su poder   105
Diferencias entre los zumos caseros y los comerciales   107
Ventajas de los zumos y jugos caseros   109
Posibles efectos adversos   111
Cuándo tomar los zumos, batidos y jugos   112
Consejos de preparación   112
Recomendaciones generales   114
Recetas sugeridas   116

PLANTAS MEDICINALES   124

Información importante   126
Pautas para el uso de los remedios herbales   127
Medidas   127
Plantas eficaces para uso externo   128

Plantas eficaces para uso interno ... 130
   Abedul (Betula pendula) ... 131
   Boswellia (Boswellia serrata) ... 131
   Cola de caballo (Equisetum arvense) ... 132
   Cúrcuma (Curcuma Longa) ... 133
   Harpagofito (Harpagophytum procumbens) ... 134
   Jengibre (Zingiber officinale) ... 135
   Ortiga (Urtica dioica) ... 135
   Uña de gato (Uncaria tomentosa) ... 136
Recetas de fitoterapia ... 137
Pasos simples para preparar una tintura para la artrosis ... 138
Conoce todo lo necesario sobre las plantas ... 141
   Abedul (Betula pendula) ... 141
   Boswellia (Boswellia serrata) ... 145
   Cola de caballo (Equisetum arvense) ... 149
   Cúrcuma (Curcuma longa) ... 153
   Harpagofito (Harpagophytum procumbens) ... 157
   Jengibre (Zingiber officinale) ... 161
   Ortiga (Urtica dioica) ... 164
   Salvia (Salvia officinalis) ... 168
   Uña de gato (Uncaria tomentosa) ... 171

OTRAS ALTERNATIVAS ... **175**

Ejercicios para aliviar el dolor ... 177
Otros remedios caseros ... 180
Otras alternativas ... 181
Masajes para aliviar el dolor ... 183

"Cuidar tus articulaciones, apoyar un sueño" ... **187**

NOTA FINAL ... **188**

LIBROS DE LA AUTORA ... **189**

"Raíces que Inspiran: 190
De los Obstáculos a Nuevos Horizontes"   190
BIBLIOGRAFIA Y ESTUDIOS CIENTIFICOS
                                               192

www.ingramcontent.com/pod-product-compliance
Lightning Source LLC
Chambersburg PA
CBHW071533220526
45469CB00003B/765